医者が考案した「ラクやせみそ汁」

小林弘幸
順天堂大学医学部教授

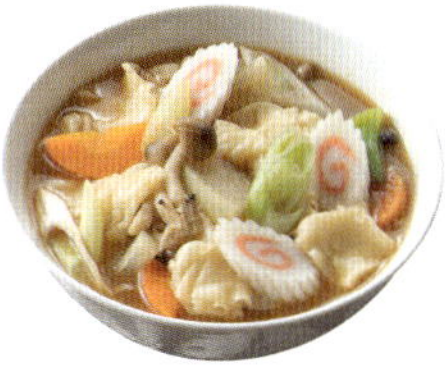

アスコム

「ラクやせみそ汁」は
血糖値の制御と
腸内細菌力をアップする
最強のダイエット食です

はじめに

結局なにをすれば ダイエットに成功するのか

私は長年、**「健康長寿」**をテーマに、自律神経や腸の研究を通して、さまざまな健康法をみなさんに提案してきました。

その最終結論となる前作『医者が考案した「長生きみそ汁」』は、おかげさまで80万部を超えるベストセラーとなり、実に多くの方が実践《じっせん》してくださいました。

●「ほぼ毎日飲み続けて2カ月。善玉コレステロールは上昇。悪玉コレステロールは30減少。眠りの質も変わりました」（45歳 女性）

●「はじめて1カ月。疲労感が以前より減り、便通もよくなった」（38歳 男性）

このほかにも、実践した結果、血管年齢が若返ったという報告や、肌の調子がよくなった話など、みなさんそれぞれに体調の変化を感じてくださっています。

そんな私のもとに寄せられた、たくさんの声のなかで、最も多かったのが「**長生きみそ汁を飲みはじめたら、やせました**」という報告。

歳を重ねるにつれて、人は代謝が徐々に落ち、やせにくいからだへと変化します。もともと私は太りにくい体質ですが、忙しさから自宅で食事をする回数が減少。外食が増え、年齢も重ねたことから徐々に体重が増加してしまいました。

それが「長生きみそ汁」を**飲みはじめて10日で、ストンと体重が落ちた**のです。

突然のことだったので、「何か病気にかかったのかもしれない――」。

そうあせった私は、すぐに全身検査を実施。体のすみずみまで異常がないか検査しました。ですが、検査結果は「異常なし」。

これは脂肪を落とす作用が「長生きみそ汁」のもと、「長生きみそ玉」に含まれている可能性が高い、と仮説を立て、実験をはじめたのです。

その結果、「長生きみそ玉」には
脂肪を分解する
効果があることが
我々の実験で
認められたのです。

※順天堂大学漢方先端臨床医学研究室にて実施

「長生きみそ汁」と「ラクやせみそ汁」の違いとは？

「ラクやせみそ汁」は「長生きみそ汁」の健康効果をそのままに、ダイエット効果をさらに高めたパワーアップ版です。

その決定的な違いが、「ラクやせみそ汁」生活のはじめに実践をしてもらう、**やせるために必要な要素を、たった1杯に凝縮《ぎょうしゅく》**した「オールインワンみそ汁」です。

①主食やおかずの代わりになるほどのボリューム
②食べ過ぎを防げる、腹持ち抜群の食材
③咀嚼《そしゃく》の回数を意図的に増やす調理方法
④少量の炭水化物を配合し〝健康にやせる〟をサポート

一日1食、「オールインワンみそ汁」に置き換えるだけではじめる「ラクやせみそ汁」生活で、こんなダイエット効果が期待できます。

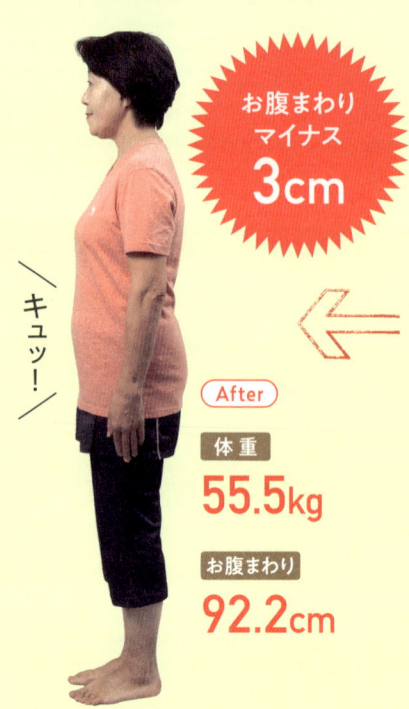

実践
2週間

お腹まわり
マイナス
3cm

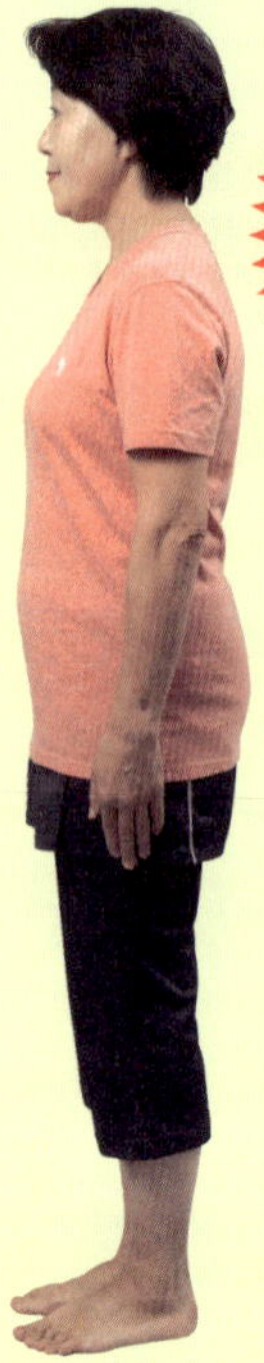

After

体重
55.5kg

お腹まわり
92.2cm

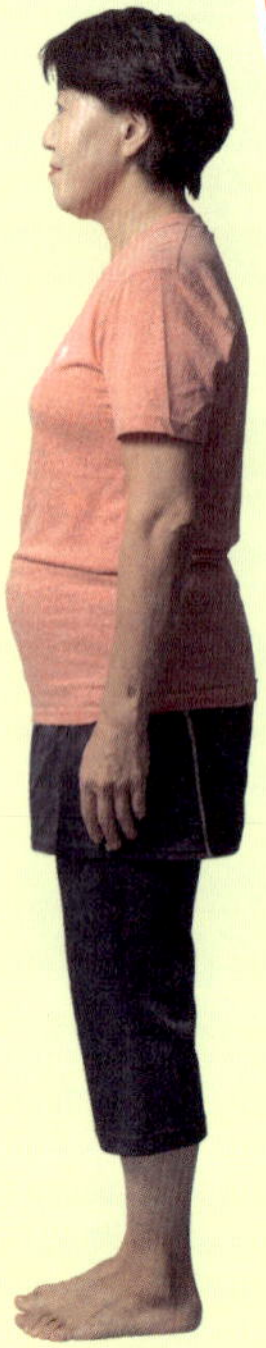

(59歳 女性)

Before

体重
58kg

お腹まわり
95.2cm

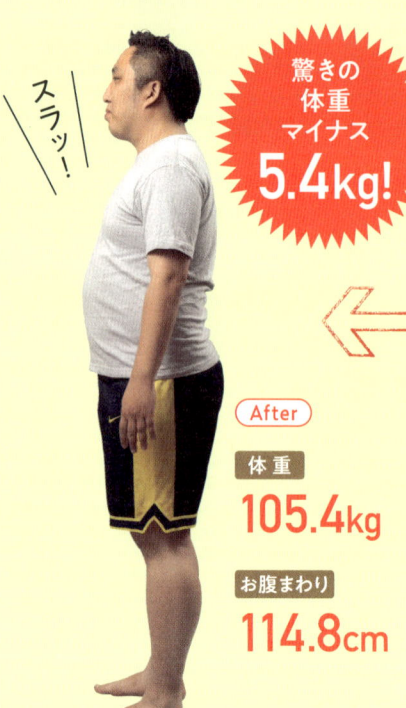

驚きの
体重
マイナス
5.4kg!

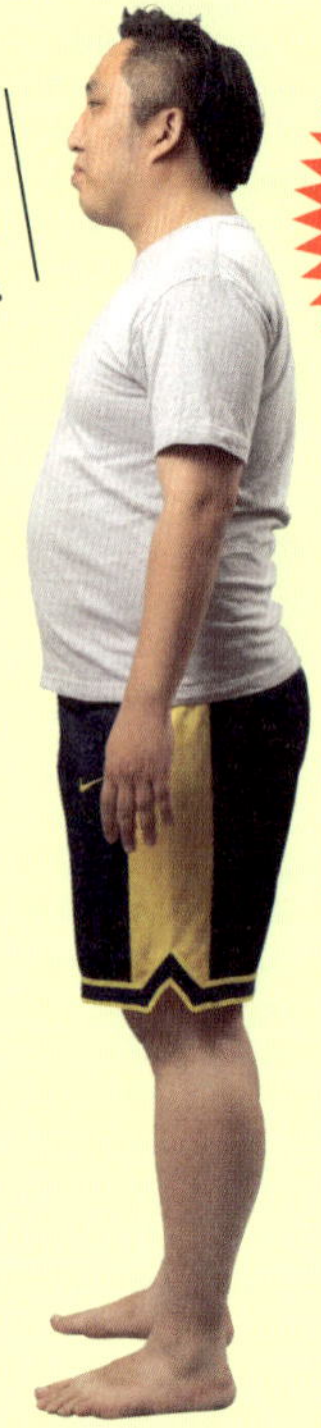

After

体重
105.4kg

お腹まわり
114.8cm

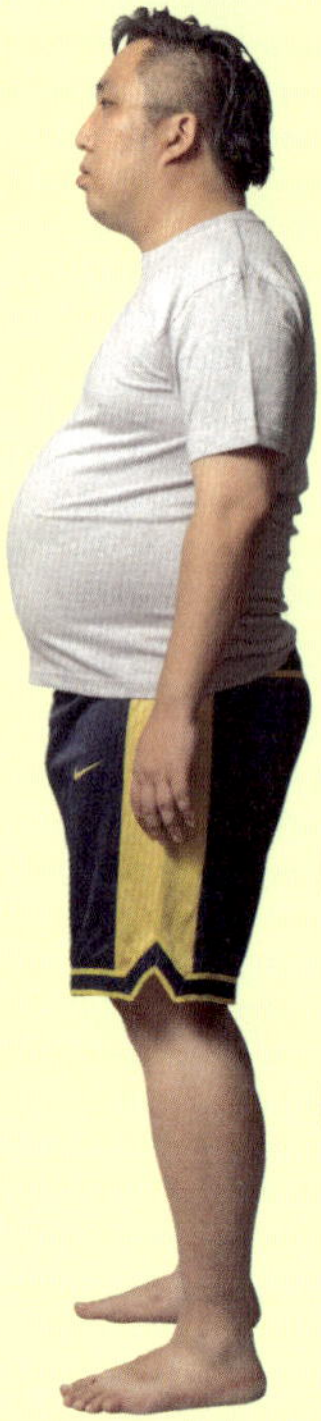

(40歳 男性)

Before

体重
110.8kg

お腹まわり
128.1cm

ただやせるだけじゃない「オールインワンみそ汁」の秘密

医師として私は、ダイエットとは「ただ体重が減った」だけでは、ゴールにたどりついたとは言えない、と考えています。

あなたにとって本当に大切なことは、体重が減った先にある未来です。

「体重が減ったことで、健康診断の結果がよくなり安心した」

「薬の服用をする必要がなくなって、ほっとした」

「『キレイになったね』と言われる回数が増えて、自分に自信が持てた」

「お気に入りの服を、また着ることができて幸せ」

このような日常の幸せや変化を手に入れることこそが、「本当のゴール」です。

「オールインワンみそ汁」は、ただ体重を減らすだけの〝病的なやせ方〟ではなく、本当のゴールに到達するために必要な**「健康効果」も同時に手にすることができます**。

驚きのダイエット＆健康効果「オールインワンみそ汁」の力

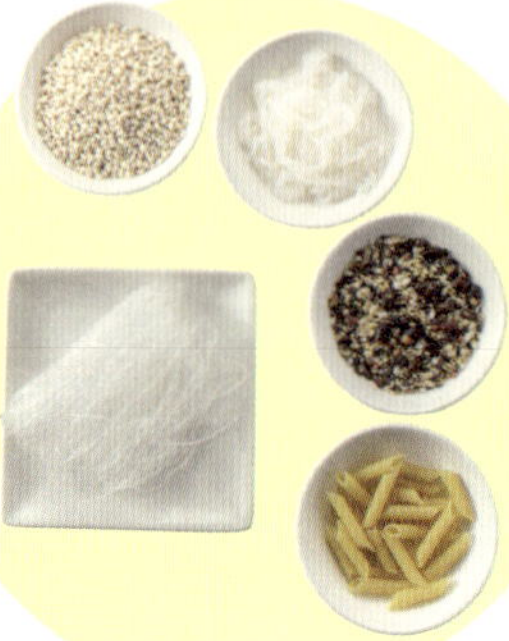

早食い、ドカ食い、間食を抑える！

「オールインワンみそ汁」は、主食に必要な要素を１杯に凝縮した、いわば“全部入り”。しかも、主食＋おかず＋みそ汁の食事より炭水化物量を減らしました。咀嚼回数が増える調理方法も合わさって、続けていただくと、こんな効果が期待できます。

［期待される効果］ 過食防止　早食い防止　間食欲抑制　ストレス軽減　消化器官の負担軽減

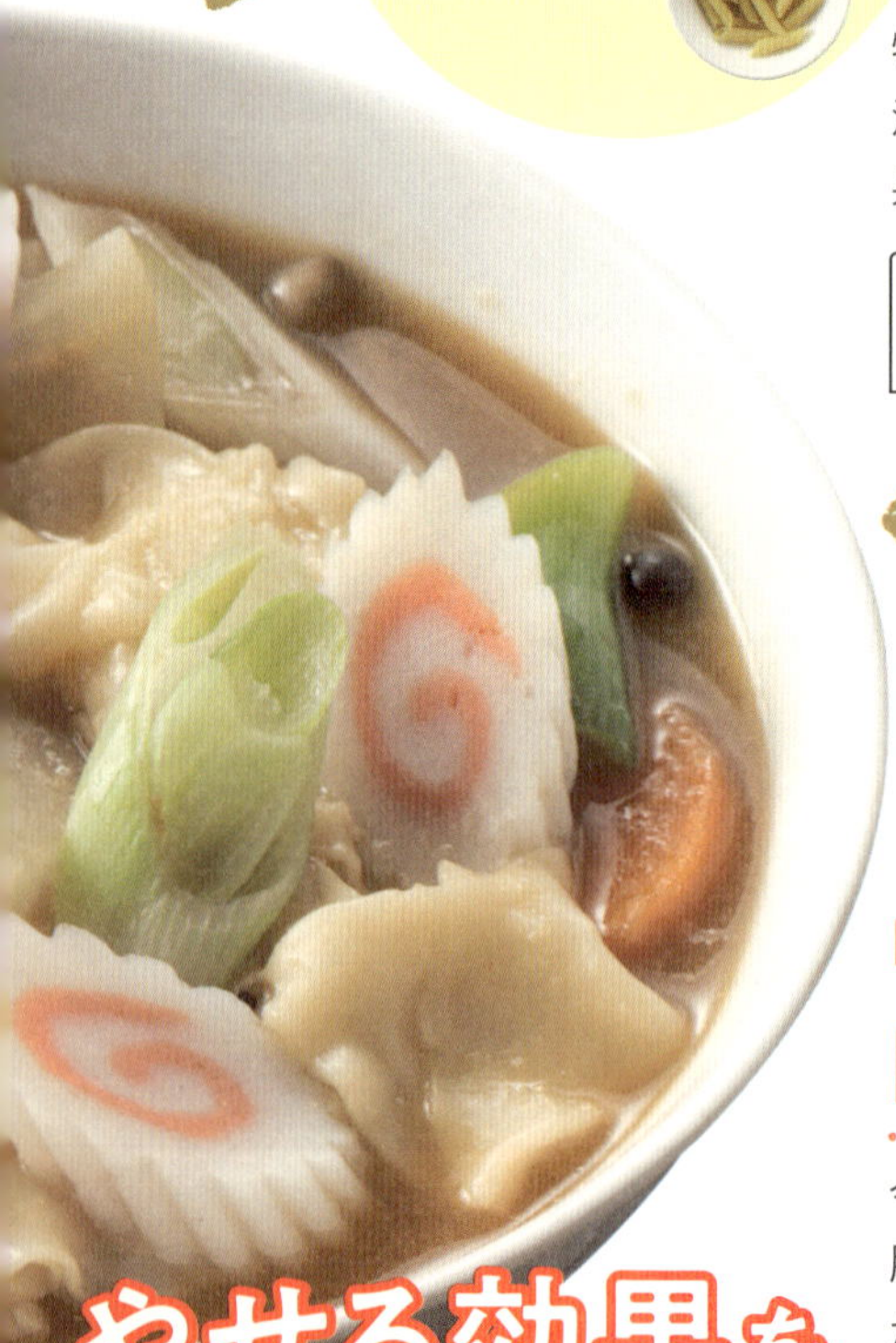

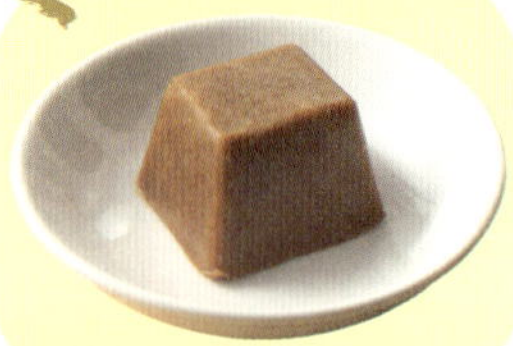

中性脂肪、内臓脂肪が減る！

今回、基本として使う「長生きみそ玉」自体に、脂肪を分解する効果があることが認められました。また、赤みそに含まれるメラノイジンは、過剰に分泌されると「肥満ホルモン」とも呼ばれるインスリンの働きを正してくれます。

［期待される効果］ 中性脂肪の減少　内臓脂肪の減少　コレステロール値の改善　肌のきめ改善

やせる効果をに凝縮！

太りにくい体質になる!

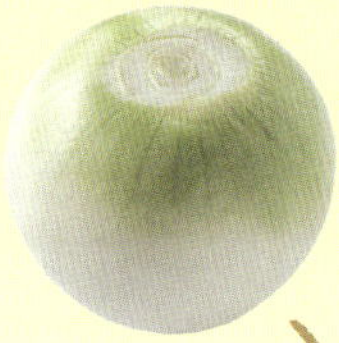

玉ねぎに含まれるオリゴ糖やりんご酢のグルコン酸は、脂肪の吸収を防ぐ短鎖脂肪酸を生む善玉菌のエサとなります。短鎖脂肪酸が増えると、こんな効果が期待できます。

期待される効果
腸内環境の改善　腸内の炎症予防　大腸劣化の予防
太りやすい体質の改善　便秘改善

血糖値の上昇がゆるやかに!

食事の際にまず「オールインワンみそ汁」を口にする、「みそ汁ファースト」を実践すると、血糖値の上昇をゆるやかにしてくれます。また基本で使用するりんご酢に含まれる酢酸も、血糖値の抑制に一役買ってくれます。血糖値の急上昇が抑えられると、こんな効果が期待できます。

期待される効果
高血圧予防　脂肪吸収抑制
がんリスク軽減　糖尿病リスク軽減

自律神経のバランスと代謝改善!

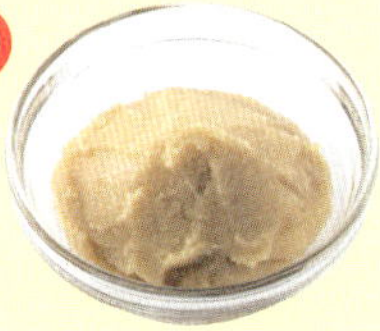

白みそには、ストレスを緩和してくれる働きのあるGABAという健康成分が含まれています。また、玉ねぎに含まれるケルセチンは、弾力のあるしなやかな血管にしてくれます。ストレスが緩和され、血管が若返ると、こんな効果が期待できます。

期待される効果
自律神経のバランス改善　代謝改善
老廃物の排出促進　血栓予防
肌荒れ改善　冷え性改善

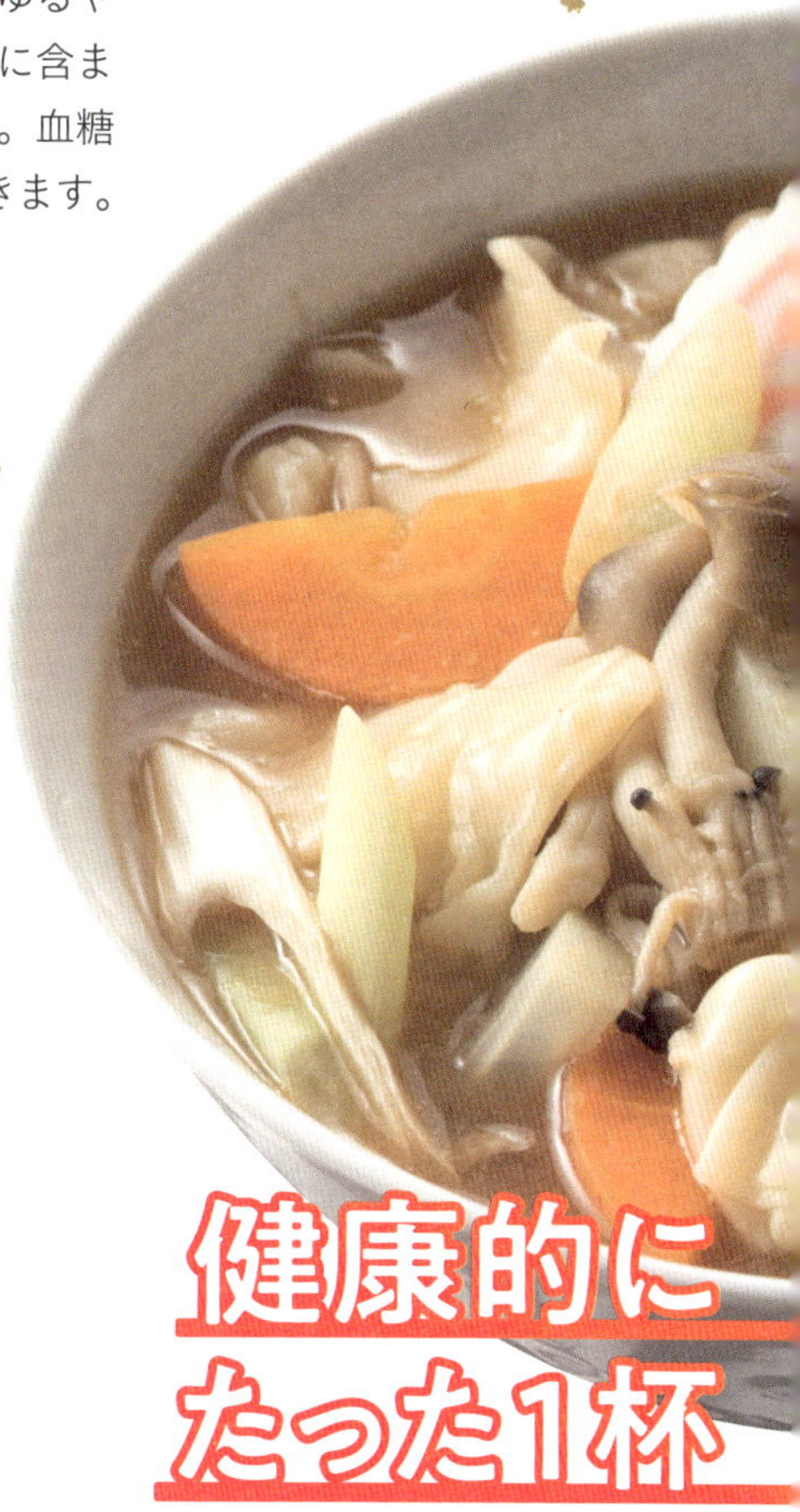

健康的に
たった1杯

さあ、あなたも
ダイエットと健康効果が
ダブルで期待できる
「ラクやせみそ汁」生活を
はじめて
理想の体を手に入れましょう！

CONTENTS

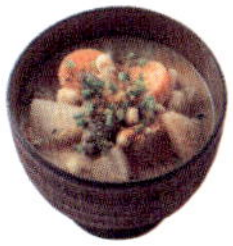

医者が考案した「ラクやせみそ汁」もくじ

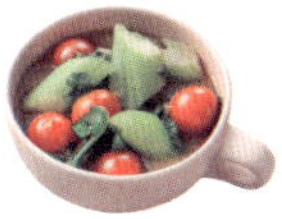

第1章
おいしく続けられる！
「ラクやせみそ汁」の基本

第2章

体重がみるみる減る！

なぜ「ラクやせみそ汁」を飲むだけでやせられるのか？

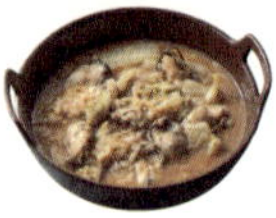

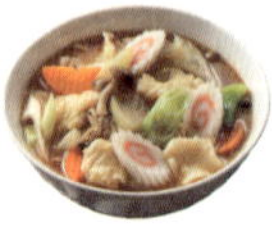

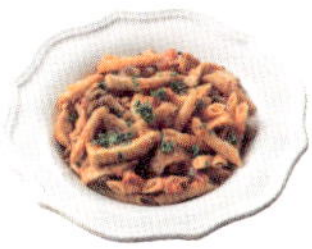

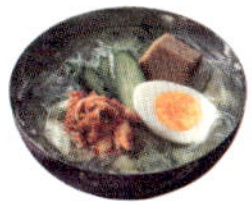

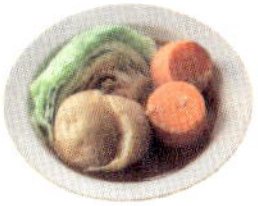

第3章

ラクやせ効果が倍増する！

「オールインワンみそ汁」レシピ

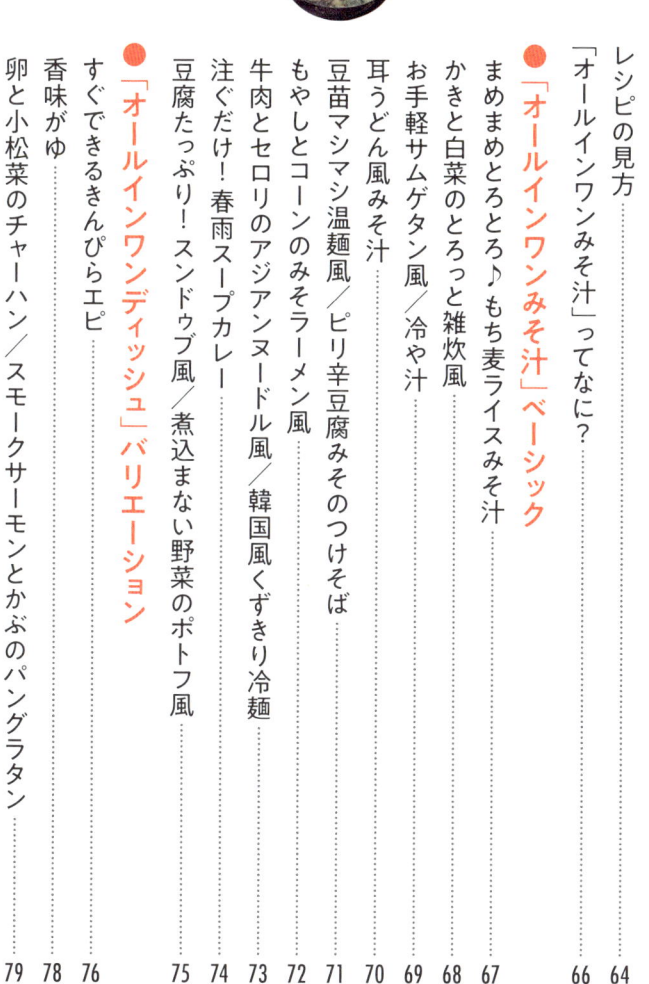

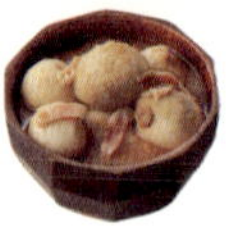

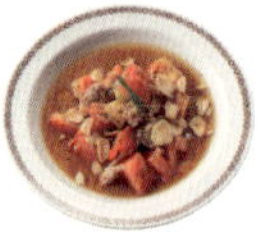

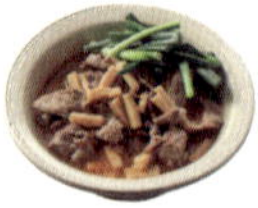

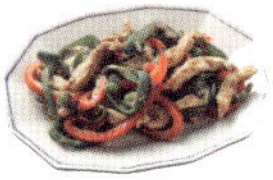

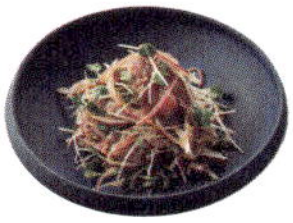

第5章

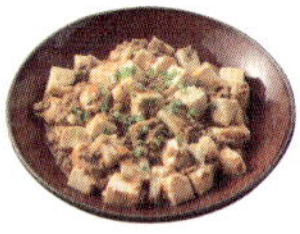

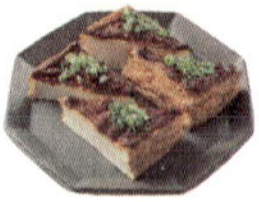

※本書のみそ汁は、その効果に個人差があります。また、身体に何か異常を感じた時は、医師に相談をしてください。

第1章

＼おいしく続けられる！／

「ラクやせみそ汁」の基本

健康的に無理なくやせられる！
いいことづくめの「ラクやせみそ汁」。
作り方と食べ方の基本をお教えします。

最も大切なことは、健康的にやせること

世の中には、さまざまなダイエット方法があふれており、「体重を減らす」という同じ目標へ向かう、さまざまなアプローチがあります。

私は学生時代にラグビー部でした。２０１９年のラグビーワールドカップでの、日本代表の大躍進《やくしん》はとても嬉しいできごとでした。

ラグビーにおいて、勝つために必要なのは、トライやキックで得点をすること。そのためにフォワード陣がゴリゴリと押し込むのか？　キックが主体か？　パスをどのようにつなぐのか？　と、さまざまなアプローチがあります。なおかつ、プレイヤーとして重要なのは、試合終了のホイッスルが鳴ったときに、しっかりとフィールドに立っていられたか、**ケガをせずに最後までゲームを楽しめたか、**ということでした。

ダイエットも似ています。「体重を減らす」という目標へ向かう方法は数あれど、最も重要なのは**「健康的にやせる」**という点をクリアしているかどうか。やせられたとしても、それが絶食の結果による栄養失調では意味がありませんね。余分な脂肪に勝つことができても、幸せなノーサイドの瞬間を迎えることはできていません。

「健康的にやせる」ダイエットの必要条件とは、**心身ともにストレスがかからないことです**。ストレスは心に悪影響を与えます。自律神経のバランスを崩《くず》すことにもつながりますし、自律神経のバランスの崩れは、血流や代謝、腸の動きなどの乱れにあらわれ、やせにくいからだになってしまいます。

いつもの生活を急激に変えることなく、日常的に食べているみそ汁を「ラクやせみそ汁」に置き換えるのは、大きなストレスにはなりません。また、このみそ汁は作るための手間を省けるように「長生きみそ玉」を使用したり、1杯で主食やおかずの代わりになる**「オールインワンみそ汁」**を考案しました。ストレスなくダイエット生活にスライドできれば、「健康的にやせる」ことにつながるでしょう。

「長生きみそ汁」から発展し、誕生した「ラクやせみそ汁」。この1杯から、健康的なダイエット生活をはじめようじゃありませんか。

進め方8ヶ条

「ラクやせみそ汁」のラクやせ効果を高める進め方と心得を紹介します。

その1 最初の1～2週間は「オールインワンみそ汁」

まずは1日3食のうち1食を「オールインワンみそ汁」（3章参照）に置き換えてダイエットをスタート。1～2週間を目安に続け、体重が減りにくくなってきたら、1品置き換えるだけの「ラクやせみそ汁」に変えていきましょう。

その2 「みそ汁ファースト」を心がける

血糖値の急上昇を防ぐため、食事のときに食物繊維《せんい》が豊富な野菜を先に食べる「ベジファースト」という言葉があります。「ラクやせみそ汁」のレシピも野菜や海藻《かいそう》類を多く使用。ご飯やほかのおかずを食べる前に「みそ汁ファースト」を心がけてください。

その3 とにかくよく噛む

早食いは満腹中枢を刺激する前に食べ過ぎてしまい、肥満につながります。「ラクやせみそ汁」は全般的に具だくさん。よく噛《か》んでしっかりと唾液を出し、胃腸で消化できるようにしましょう。すると、満腹中枢が刺激されてご飯やおかずの量が減り、食べ過ぎ防止効果が。

その4 ゆっくり楽しく作る

毎日、毎食メニューを考えて料理を作るのは大変。ストレスは万病のもと、ダイエットの大敵です。ならば、この本のレシピに頼ってみては？「長生きみそ玉」を作っておけば、鍋に湯を沸かしてみそ玉を溶かし、切った具材を入れるだけですぐに一品のできあがりです。

「ラクやせみそ汁」ダイエットの

その5
なるべく1日1杯の習慣にする

ダイエットは、習慣化が大切。激しい運動ではなく、みそ汁を1杯飲むだけなら毎日続けられるはず。生活のルーティンに組み込むことが、自律神経のバランスを整えるスイッチに。でも、忙しい時は、みそ玉を溶かして飲むだけでも大丈夫。無理をしないことも大切です。

その6
なるべく食事は規則正しい時間に

食事の時間をルーティン化できると◎。食物と小腸の関係から、昼食が13時なら、朝食は7時、夕食は19時に食べるのがベスト。胃腸に負担がかからないように、なるべく20時までには夕食を済ませるようにしましょう。遅くなる場合は、量を減らすとよいでしょう。

その7
好みの食材でアレンジ

材料がどうしても手に入らなかったり、レシピ通りの切り方が面倒ならば、少しばかりアレンジしてもOK。「こうしなければいけない」と、ひとつの考えにとらわれてしまうと、ストレスになり、自律神経が乱れてダイエットに悪影響を及ぼします。

その8
適度な運動も大切

「好きなだけ食べて寝ているだけで健康的にやせられる」方法は今のところありません。「ラクやせみそ汁」ダイエットも、並行して運動をするとダイエット効果がアップします。でも、それは激しい筋トレや有酸素運動ではなく、自律神経を高めるのが目的です（118ページ参照）。

生きみそ玉」の作り方 材料編

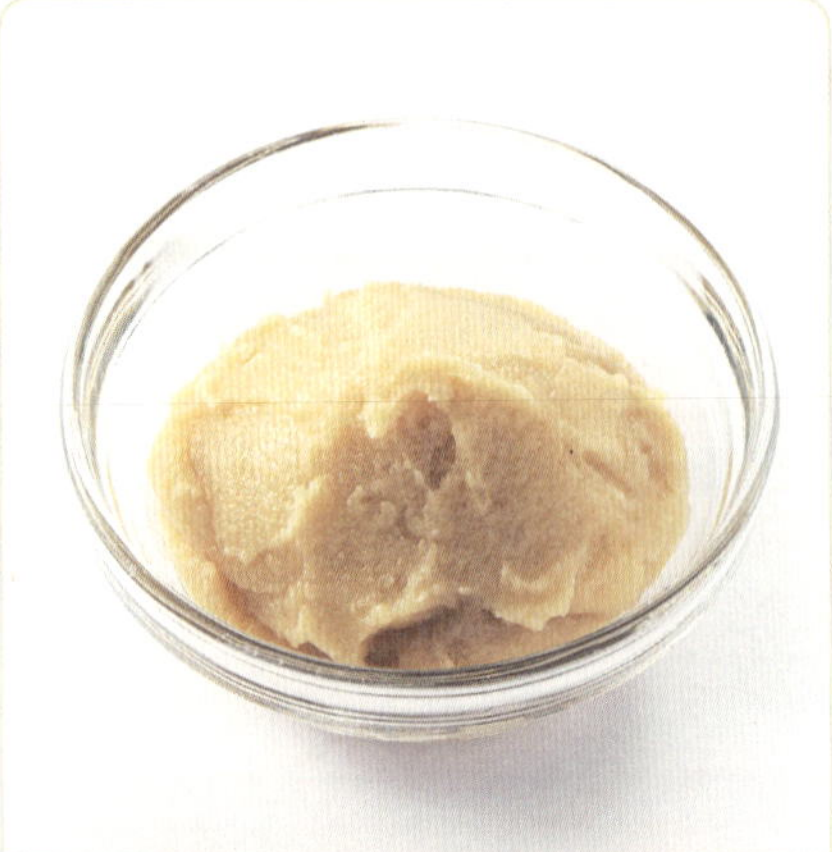

白みそ

80g

みそ汁にほのかな甘みを与え、味をいっそう複雑なものに。リラックス効果があるといわれる**GABA**、多くの乳酸菌を含みます。

［ 白みその力 ］

- 豊富なたんぱく質
- ストレス軽減
- 血圧を下げる
- 腸内環境改善

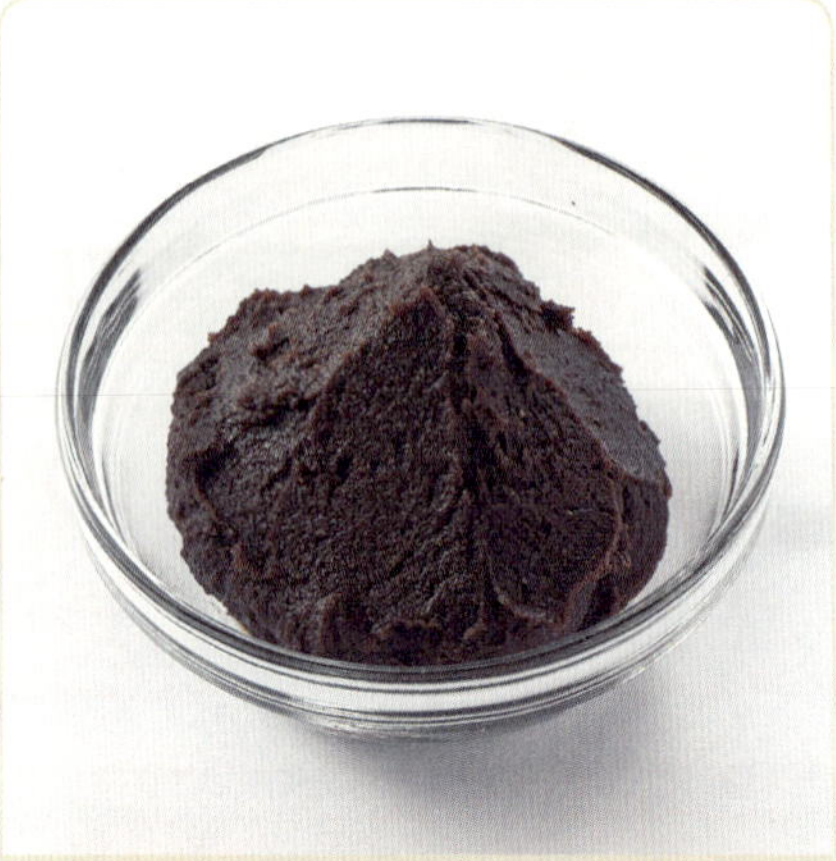

赤みそ

80g

味つけの面では、みそ汁にコクを与えてくれるのが赤みそ。熟成が進むにつれて、褐色色素の**メラノイジン**が増え、色が濃くなります。

［ 赤みその力 ］

- 豊富なたんぱく質
- 血糖値の上昇を抑える
- 抗酸化作用
- 腸内環境改善

＼4つの材料を混ぜるだけ！／

「ラクやせみそ汁」のもと、「長

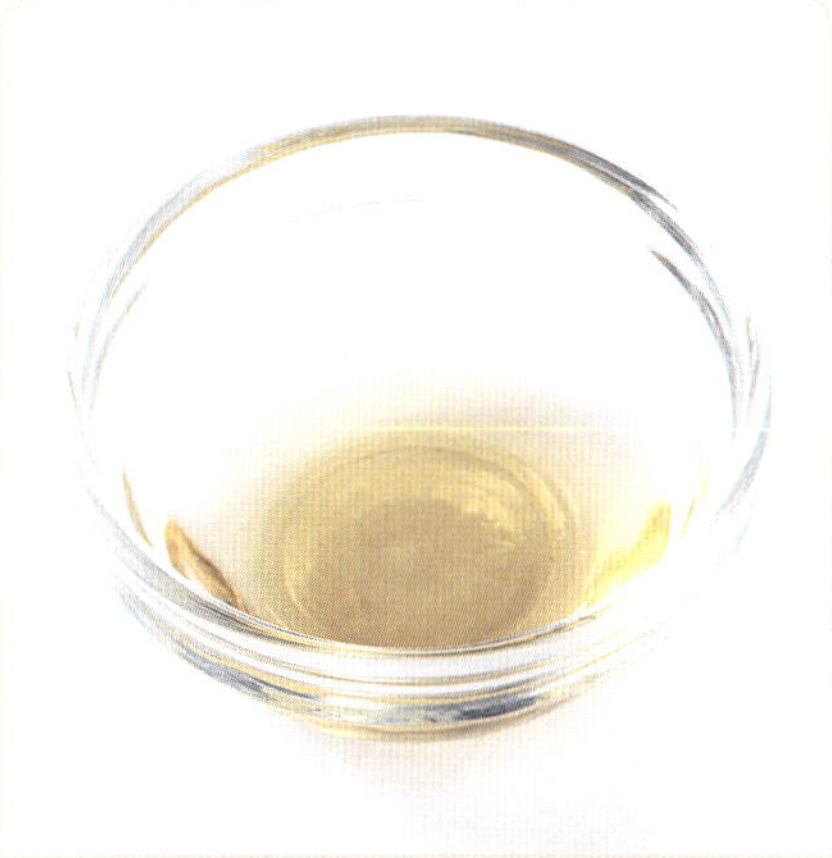

りんご酢

大さじ1

りんご果汁から作られた酢で、酸味は控えめ。食物繊維の一種、**ペクチン**が含まれ、整腸作用や動脈硬化の予防にもつながります。

［ りんご酢の力 ］

- 血糖値上昇を抑える
- 疲労解消
- 腸内環境改善

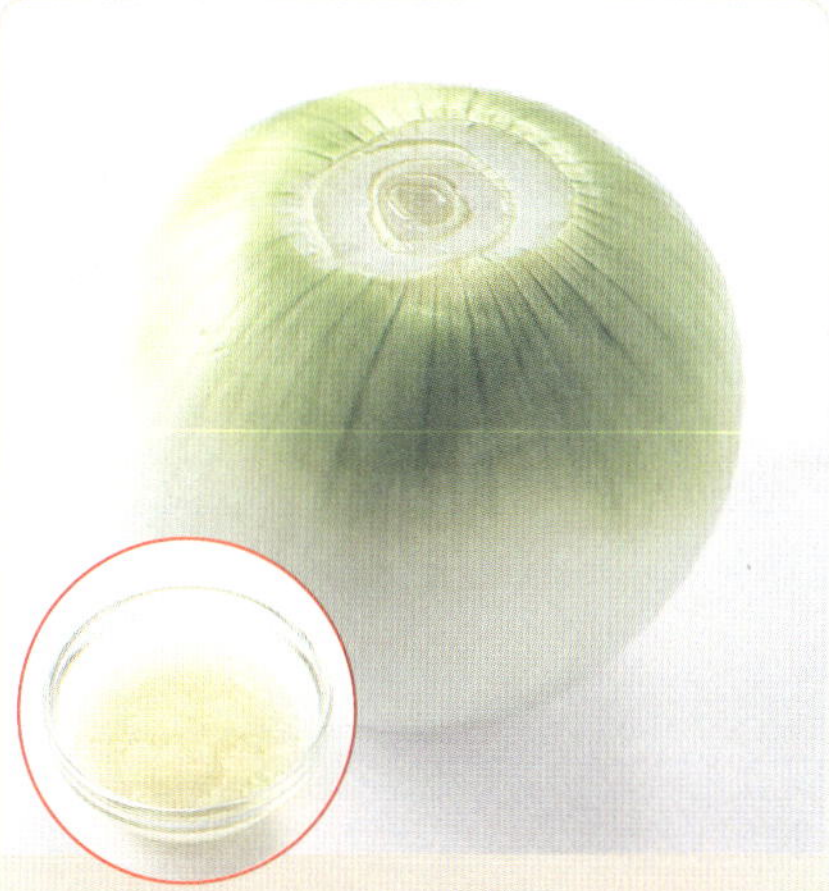

玉ねぎ

150g（約1個）

Mサイズが1個150～200g。これをすりおろして使います。玉ねぎに含まれる**オリゴ糖**は、腸内で善玉菌のエサになってくれます。

［ 玉ねぎの力 ］

- 血液サラサラ効果
- 血糖値上昇を抑える
- 抗酸化作用
- 腸内環境改善

「生きみそ玉」の作り方 調理編

「長生きみそ玉」を作る

1 玉ねぎをすりおろす。

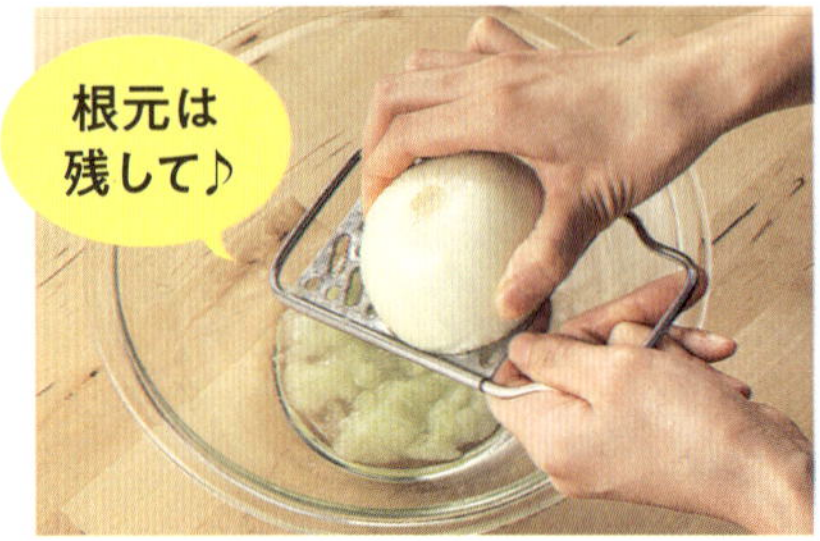

ボウルなどに玉ねぎをすりおろします。根元を残しておくと、バラバラになるのを防げます。また、事前に冷蔵庫で冷やしてから、ゆっくりすりおろすと、目が痛くなるのを抑えられます。

2 みそ、りんご酢を混ぜ合わせる。

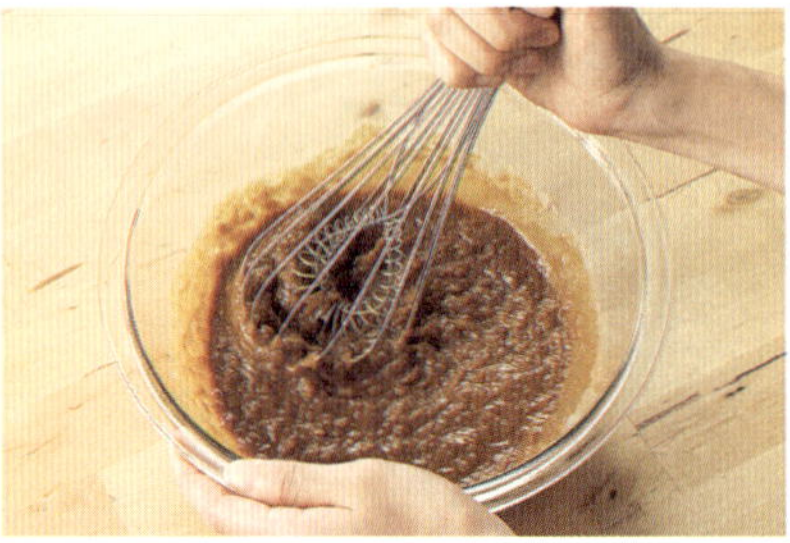

❶に赤みそ、白みそ、りんご酢を加え、泡だて器で混ぜ合わせます。玉ねぎの水分のおかげで、すぐにスムーズに混ぜられるようになるので、最初がかたくてもあせらずに。

3 製氷器に入れて冷凍庫へ。

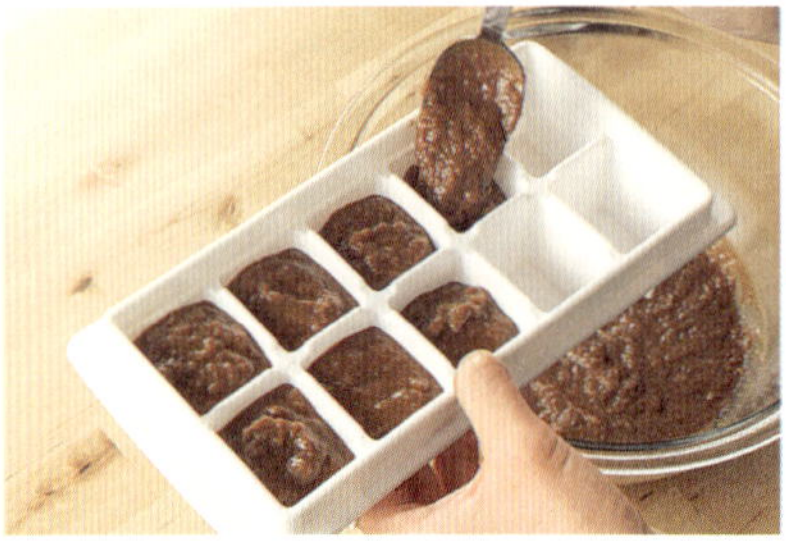

10等分するように、スプーンで製氷器に分け入れます。冷凍庫で2〜3時間凍らせます。製氷器がない場合は、保存袋で作るのがおすすめ(31ページ参照)。

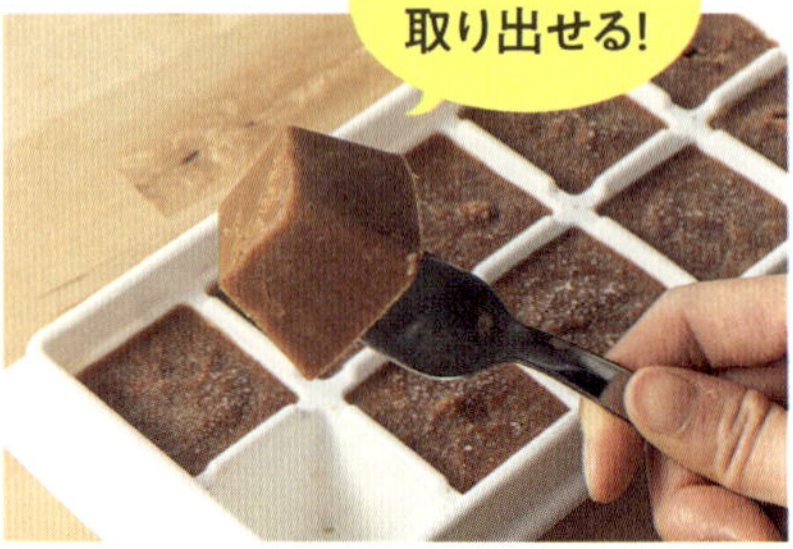

氷のようなカチカチの状態ではなく、シャーベットくらいのかたさ。調理に使うときには、フォークでさせば、簡単に取り出すことができます。

＼4つの材料を混ぜるだけ!／

「ラクやせみそ汁」のもと、「長

これが「長生きみそ玉」!

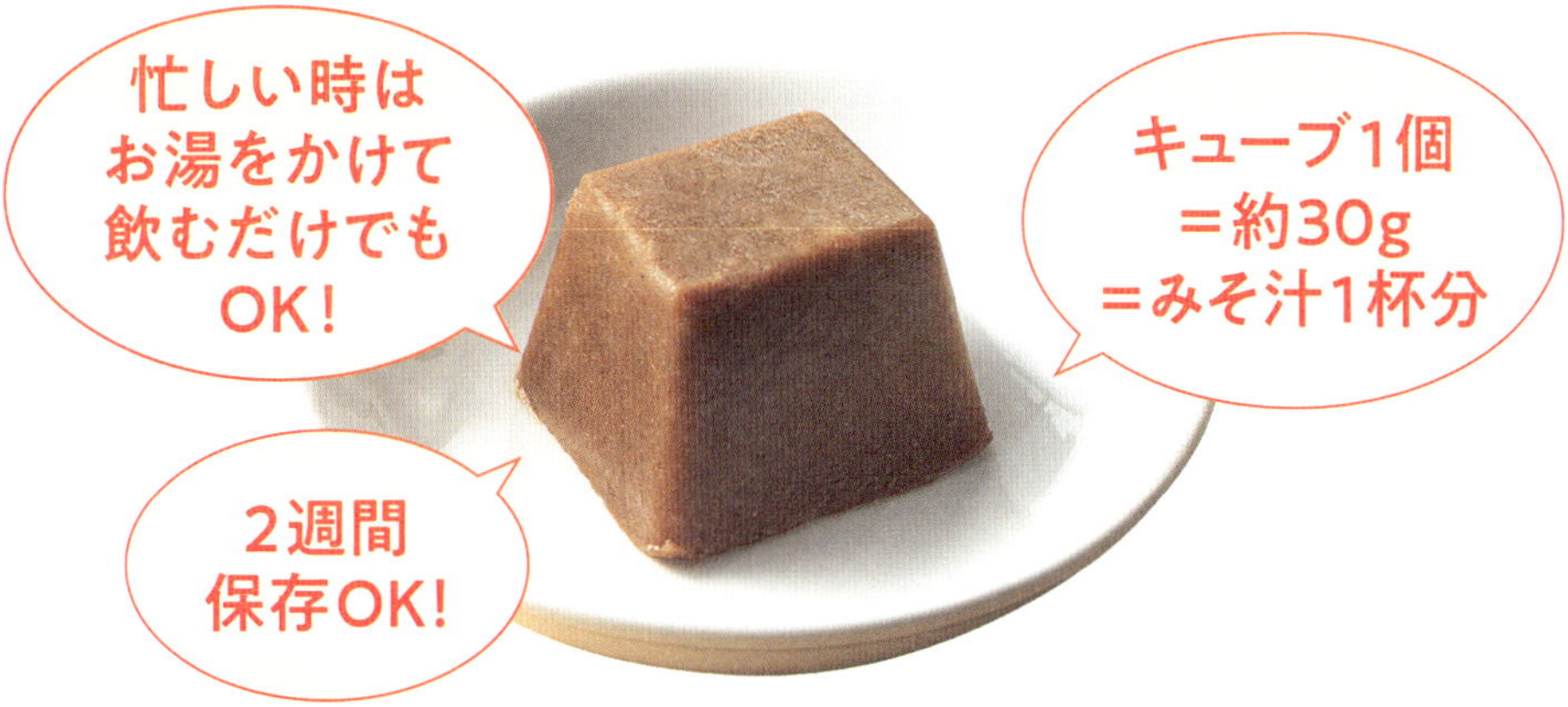
忙しい時はお湯をかけて飲むだけでもOK!
キューブ1個＝約30g＝みそ汁1杯分
2週間保存OK!

「ラクやせみそ汁」生活の送り方

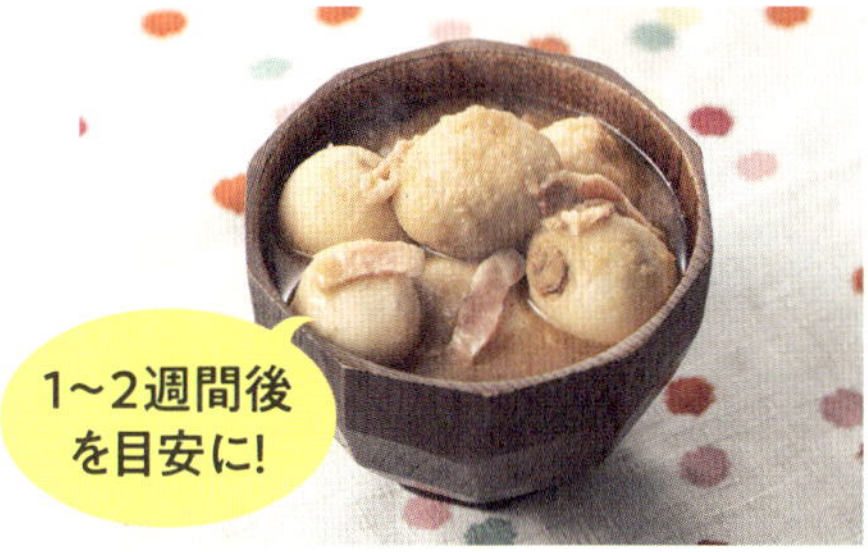
1~2週間後を目安に!

「オールインワンみそ汁」を1～2週間続けていると、ある一定のところで体重の減り幅が少なくなってくるはず。それを目安に、1食のうち1品を置き換えるだけの「ラクやせみそ汁」(4、5章参照)に変えてください。ダイエットをはじめる前よりも、満腹感の訪れが早くなったことに気づくはずです。

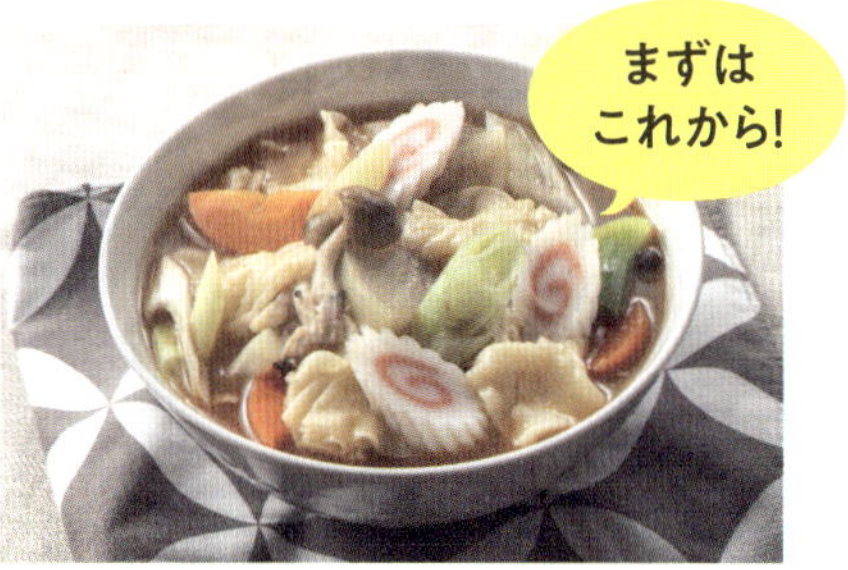
まずはこれから!

「ラクやせみそ汁」生活をはじめたら、まず一日3食のうち1食を「オールインワンみそ汁」(3章参照)に置き換えて、ダイエットを進めましょう。レシピは3章から毎日好きなものを選んで、飽きないようにしてください。「オールインワンみそ汁」を続ける目安は1～2週間がいいでしょう。

「ラクやせみそ汁」体験記

わずか1週間でも効果が出はじめる「ラクやせみそ汁」。体重やお腹周りが減るだけでなく、なかには、むくみがとれて顔周りがシャープになった方、疲れがとれたと喜ぶ方も！

ここでは、「ラクやせみそ汁」生活を実際に体験した方たちからの、喜びの声をお届けします。

また、「健康にやせられたか」を分析するため、小林弘幸先生と順天堂大学漢方医学先端臨床医学研究室の山口琢児氏、胡愛玲氏の指導のもとでおこなった、測定結果を紹介します。

絶対はけなかったサイズのスカートがはけた！

お腹周り -2.1センチ！

血糖値 116 ▼ 102！

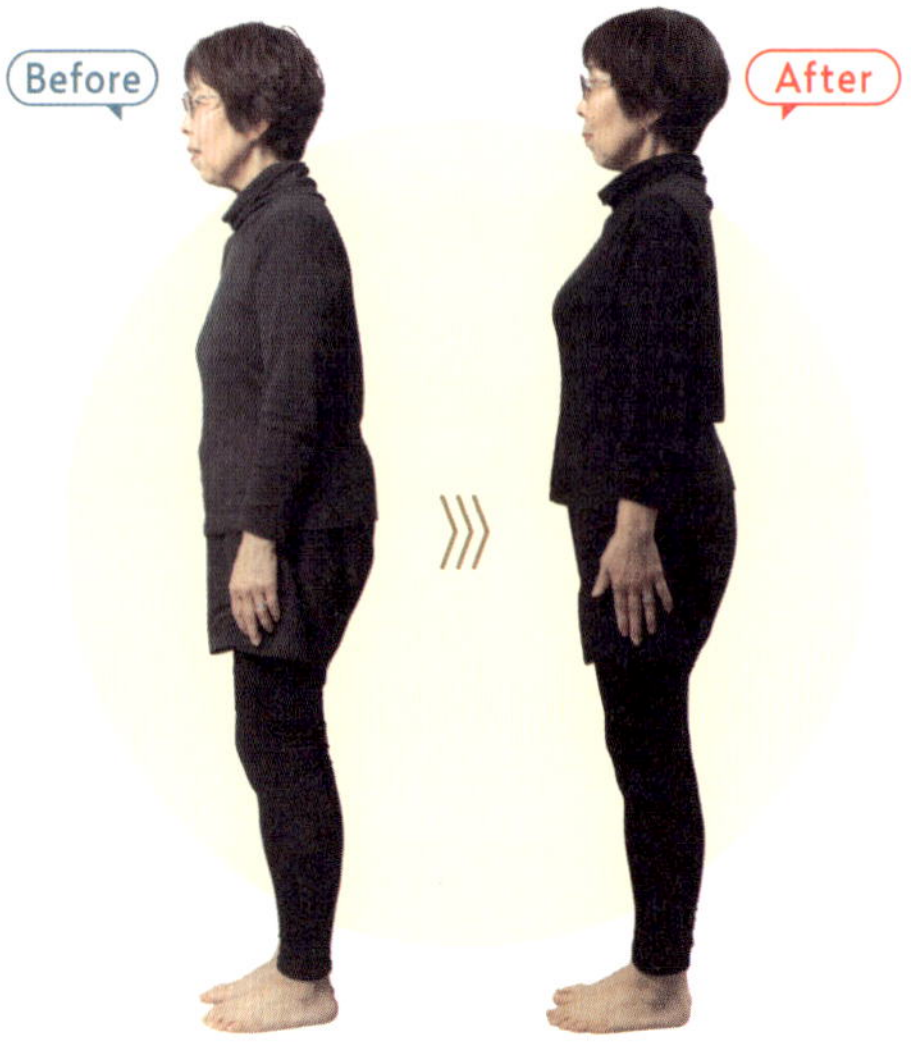

近藤夏子さん（61歳 女性）

腹持ちがよく、これを食べれば毎晩くせになっていた間食がやめられそうです。たまたまショッピングに行き、服の試着をしたとき、これまでは絶対はけなかったサイズのスカートがはけてビックリ。

体重	52.7kg	52.1kg
お腹周り	88.2cm	86.1cm
血糖値	116	102
内臓脂肪	6.5	6.0
抗酸化力	2185	2305

●**抗酸化力**とは…体を守る力。数値が高いほど老化の抑制や、生活習慣病の予防につながる。

顔周りがスッキリしました！

お腹周り
-2.4センチ
達成!

飯田明恵さん（47歳 女性）

娘の卒業式や入学式に、昔のサイズの洋服を着て出席したいと思って挑戦しました。今まで自分がいかに食べ過ぎていたか、野菜不足だったか、いろいろと考えさせられました。これを機会に体質改善を目指して、「ラクやせみそ汁」を続け、健康的に年齢を重ねていきたいと思います。

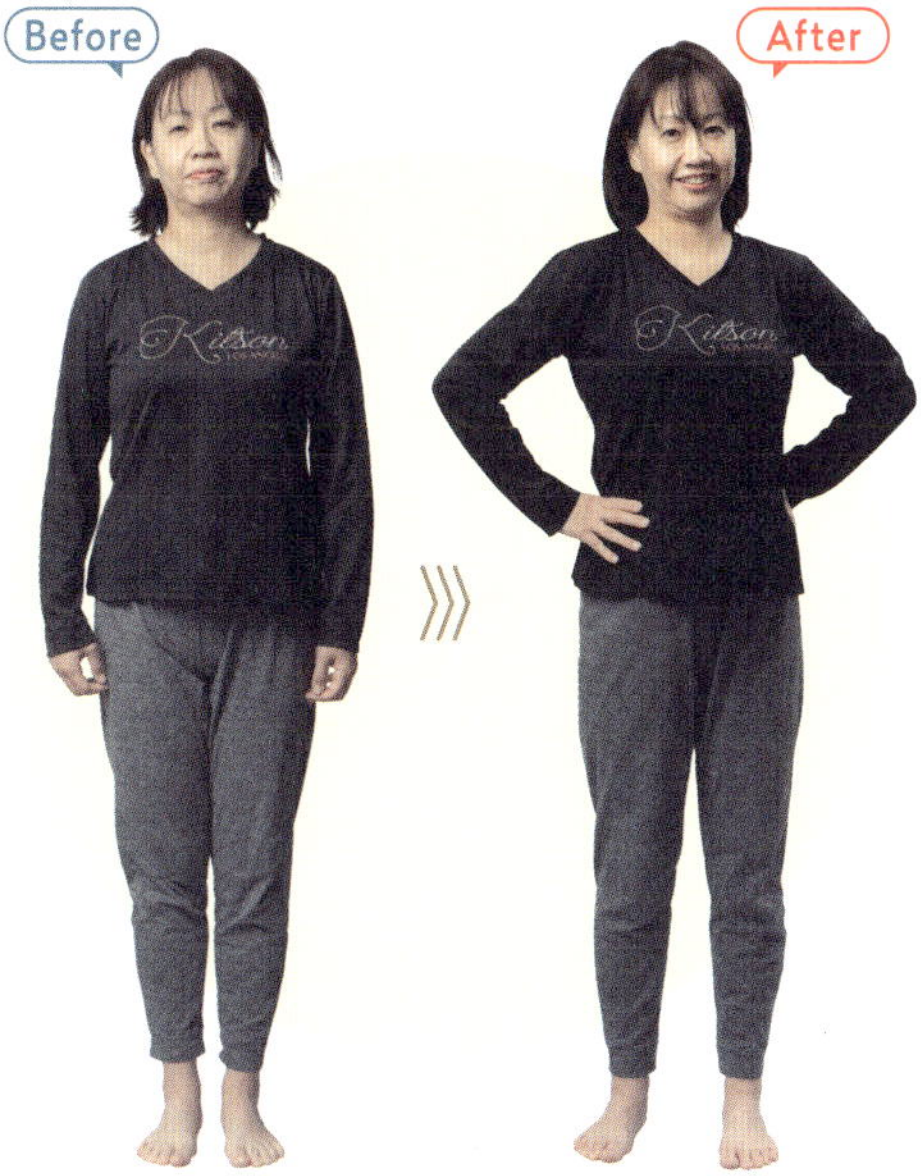

体重	53.1kg	52.4kg
お腹周り	83.4cm	81.0cm
血糖値	96	92
動脈血管弾性度	-37	-20
酸化ストレス度	521	333

●**動脈血管弾性度**とは…動脈血管のやわらかさ。−150〜+20の幅で、+20に近いほど動脈血管が柔らかく良好であることを意味する。

●**酸化ストレス度**とは…活性酸素の量。数値が高いほど早期老化や生活習慣病を引き起こし、がんの原因になるといわれている。

日々の疲れが顔周りにむくみとして出ていたけれど、今では疲れもとれて、顔周りがスッキリしました。ダイエット目的だったけれど、見た目の印象も変わった気がして嬉しいです。

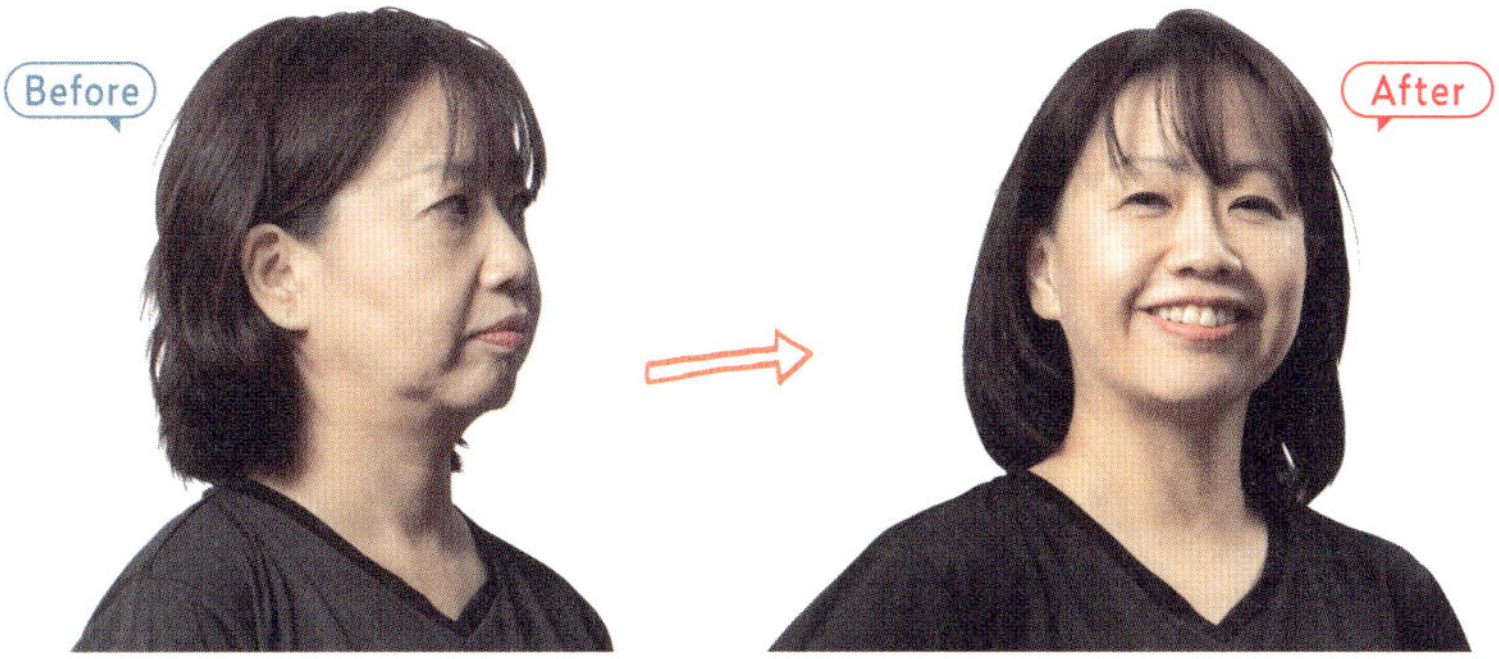

＼ 2週間実施! ／

体の調子まで よくなって嬉しい！

体重 -2.5キロ 達成!

山岸圭子さん（60歳 女性）

物足りないかもしれない、と「ラクやせみそ汁」を作り終えたときに思いましたが、食べ終えたらお腹がふくらんで満足感でいっぱい！ 味も重くなく、体の調子がよくなりました。

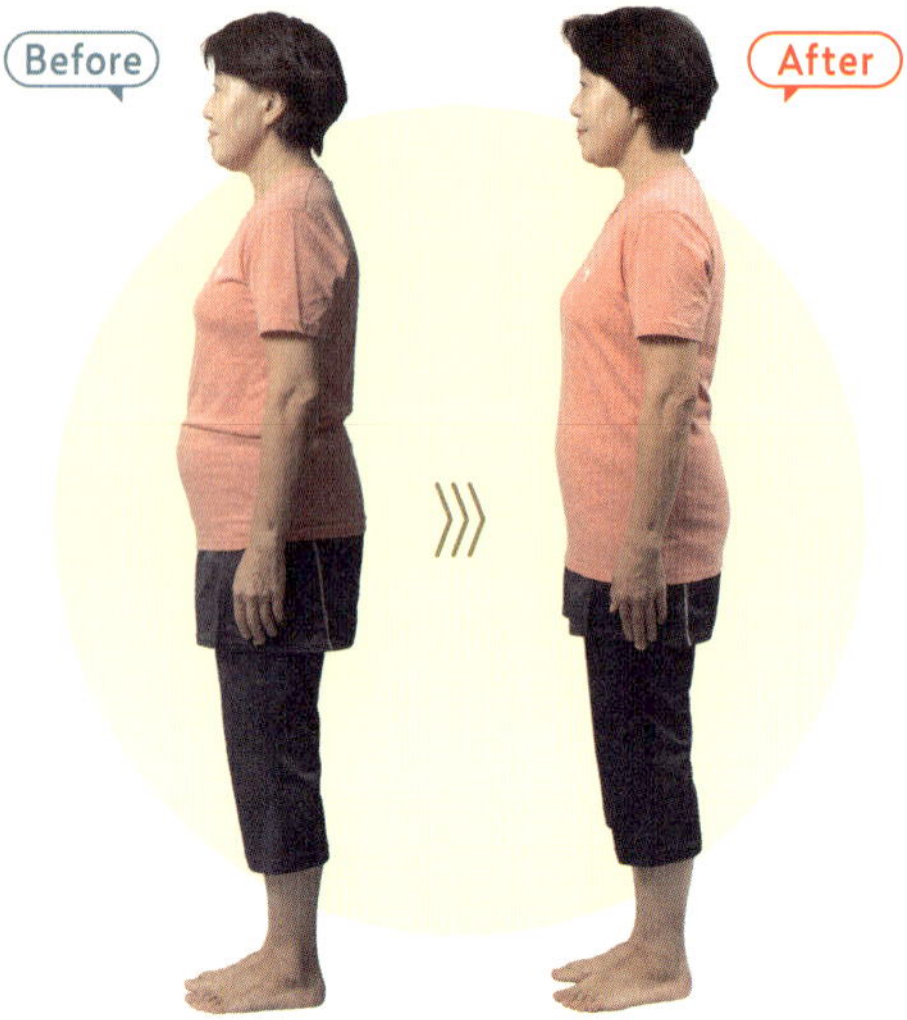

体重	58.0kg	→	55.5kg
お腹周り	95.2cm	→	92.2cm
内臓脂肪	7.5	→	6.5
血管年齢	60歳	→	57歳
抗酸化力	2230	→	2329

1週間で2キロ近く 落ちるなんて！

体重 -1.8キロ

お腹周り -1.7センチ 達成!

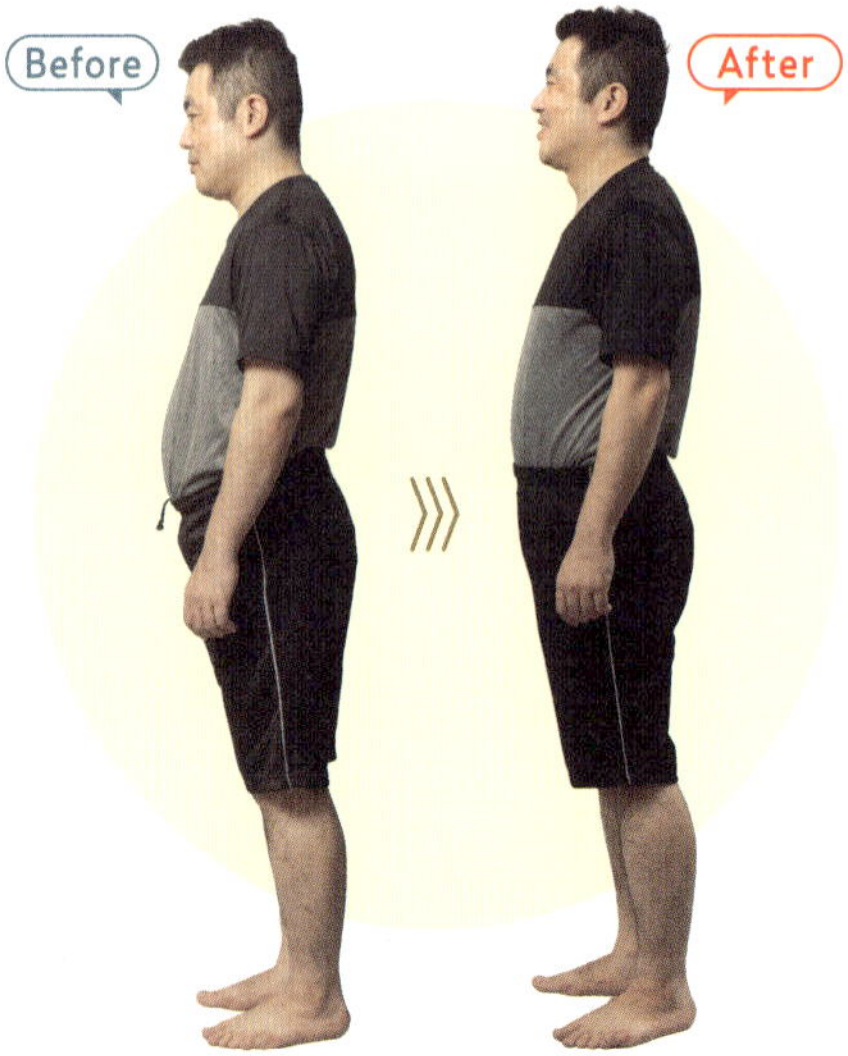

山本信二さん（41歳 男性）

たった1週間「ラクやせみそ汁」を飲み続けただけで、2キロ近く落ちてびっくり。仕事が忙しく、ジムに通ったりすることができない私にとって、みそ汁だけでこんなにもやせられるのはとても嬉しい。

体重	75.4kg	→	73.6kg
お腹周り	98.0cm	→	96.3cm
内臓脂肪	14.0	→	13.5
動脈血管弾性度	-27	→	-25
抗酸化力	1987	→	2408

＼ 編集部員も2週間実践! ／

娘から「パパやせたね」と言われ嬉しい!

体重 **-5.4**キロ!

血糖値 169 ▼ **84!**

中村悟志さん（40歳 男性）

お酒大好き、ラーメン大好きです。医者に「このままだと命にかかわる」と言われても、大好物を急に断てるわけもなくここまできました。ですが、５歳の娘から「でぶっちょ」と言われたのがショックで今回志願。はじめてみたら腹持ちもよく、間食もしなくなりました。しかもこの挑戦期間に３回も飲み会がありましたが影響なし。最終日に妻からは「顔がスッキリした」と言われ、娘からは「パパやせたね！」と言われたのが何よりも嬉しかったです。

体重	110.8kg	→	105.4kg
お腹周り	128.1cm	→	114.8cm
血糖値	169	→	84
抗酸化力	1973	→	2542
肉体的疲労度	79	→	63

●**肉体的疲労度**とは…疲れ具合を示した数値。0〜100の幅で、数値が高いほど疲れが溜まっていることを意味する。

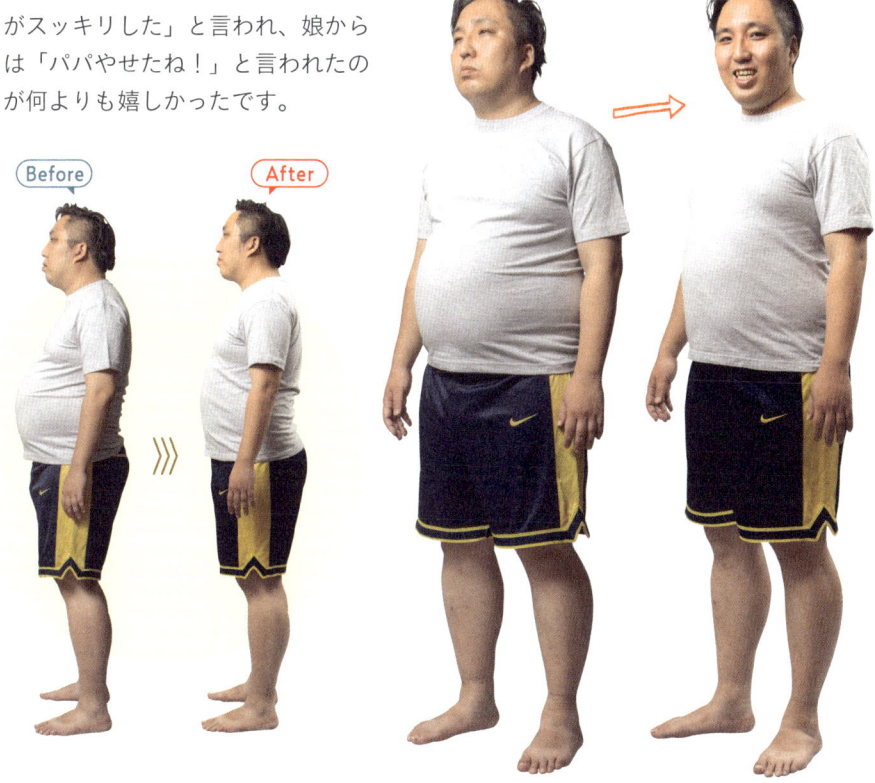

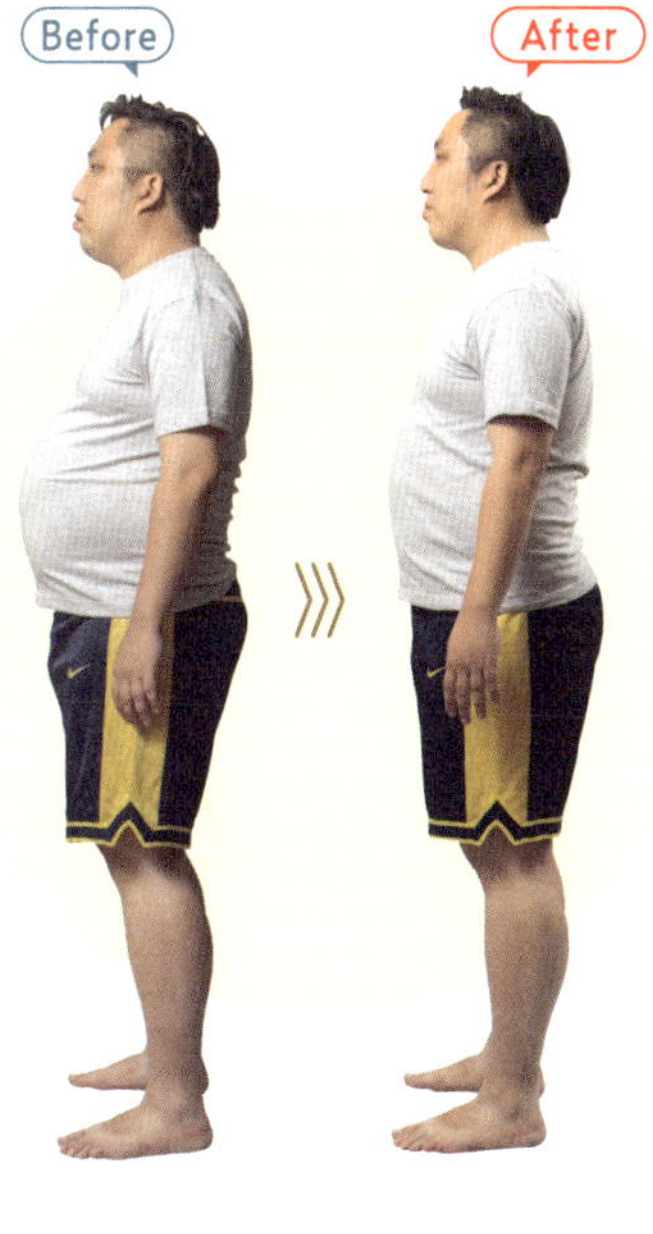

「長生きみそ汁」Q&A
～読者のおはがきから～

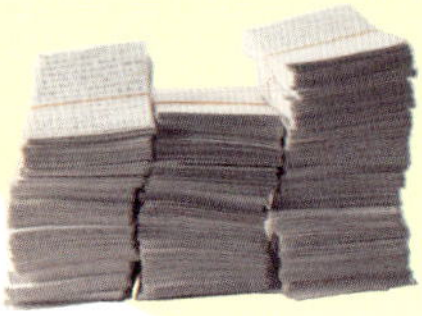

Q
玉ねぎはミキサーですりおろしてもいいですか?

A もちろん、OKです。ちなみに、なぜ玉ねぎをすりおろすのでしょうか？　玉ねぎに含まれる辛味成分の硫化アリルが、**空気に触れると「アリシン」に変化**するからです。このアリシンは、血液サラサラ効果や疲労回復などにも効果あり。さらに、すりおろした後に10分ほど放置しておくと、アリシンが活性化するといわれています。

Q
塩分が気になりますが、大丈夫?

A みそには塩分が含まれていますが、食塩を直接口にするよりも、**30%の減塩効果**があるという研究結果があります。ラットを使った実験から得られたデータに基づくもので、みそ汁で塩分を摂取した個体のほうが、血圧の上昇に影響しにくいことが判明。さらに、みそには血圧を抑制する働きがあることがわかっています。

Q
赤みそはどんなものを選べばいいですか?

A 日本の各地に赤みその産地がありますので、お好みのものをどうぞ。22ページで紹介しているように、熟成が進み、**色が濃いものほど「メラノイジン」**という成分が多く含まれます。ちなみに赤みその中でも、全国的に有名な「八丁みそ」は味も濃厚。長期熟成が進んでいるものは、お湯に溶かしただけでも、まるでだしを加えたかのような濃厚なコクを味わえます。

Q
味がうすいのですが……。

A もしかしたら、塩分たっぷりの味に慣れているのかもしれません。「長生きみそ汁」ぐらいの味つけは、健康的な食生活の範囲内に収めているので、**徐々にこちらの味に慣れていただけると幸いです**。味覚がリセットされ、おいしいと感じてくれるはず。

『医者が考案した「長生きみそ汁」』には、とても多くの読者はがきが寄せられました。

誠にありがとうございます。その中から、目立った質問に回答します。

これで、腸内だけじゃなく、ギモンもすっきり！

Q 自家製みそでもOK?

A 赤みそと白みその組み合わせになるなら、**大丈夫です**。自分で作ったみそであれば、原材料や添加物の有無もわかりますし、何よりも長年その味に慣れているので、長く続けることができるでしょう。

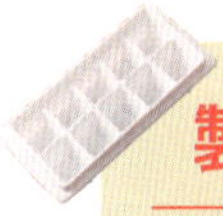

Q 製氷器がありません。

A **100円ショップや雑貨店**、ネットショップで購入できます。24ページで使用しているのは、1個が縦約35mm×横約40mm×深さ約35mmの氷が10個作れる製氷器。「長生きみそ玉」は1個が約30gで、みそ汁1杯分です。保存用袋に入れて凍らせ、必要な分だけ手で割って使用してもOK。大量に仕込む場合におすすめです。

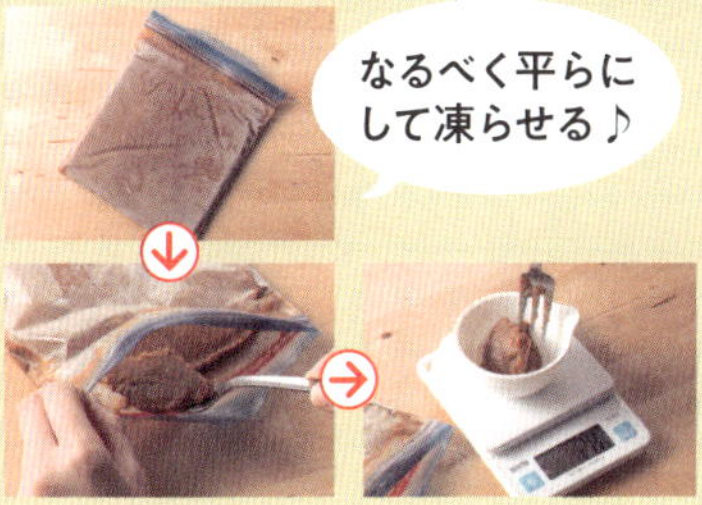

Q だしを加えてもいいですか?

A 基本的には、みそと玉ねぎ、具材の旨味成分で十分おいしいですが、OKです。前著『医者が考案した「長生きみそ汁」』でも、3種類の簡単なだしのとり方を紹介しています。地域によって好まれるだしが異なるので、**お好みのだしを加えて楽しんでください**。

Q 毎食飲んでもいいですか?

A 湯で溶いて摂取するみそ汁は、1杯あたりの塩分が約1.2g。厚生労働省が定める1日あたりの塩分摂取量は男性が8g、女性で7g。ほかのメニューとの兼ね合いもありますが、**基本的には問題がありません**。また、みそやりんご酢には、利尿作用があるカリウムが含まれているので、塩分を排出しやすいともいわれます。ただし、病院に通っている方は、かかりつけのお医者さんと相談してください。

ダイエット中の気になるギモン

Q お酒は飲んでもいいですか？

A 適度であれば構いません。

お酒を飲んでも血糖値は急上昇しませんので、無理にセーブする必要はありません。**飲み過ぎに注意**しつつ、楽しむといいでしょう。

種類に制限はありませんが、あえて言うなら**赤ワインと焼酎がオススメ**です。赤ワインには動脈硬化防止などの健康効果のあるポリフェノールが含まれており、焼酎には糖質が少ないという嬉しいポイントがあります。

いずれも、健康的にやせることに対しての足かせにはなりません。

Q ダイエット中に外食に誘われたら？

A 食べる順番を工夫しましょう。

誘いを断ると、「相手に対して申し訳ない」や「本当は行きたいんだけど」といった感情が生まれ、それがストレスにつながりますので、我慢するのはやめましょう。

ただし、できる限りダイエットにマイナスの影響を与えないように努めることが重要。**料理を注文する際は、食べる順番に最大限気を配ってください**。

居酒屋やファミレスであれば、漬物やサラダを先に食べ、ご飯ものや麺類にはなるべく手をつけないように。定食屋や和食屋であれば、**みそ汁を先に飲み、ご飯は少なめで注文**。これが基本です。

Q 体重が落ちなくなってきました……。

A 気にすることはありません。

ダイエットをしていると、**必ずどこかで停滞期が訪れます**。あせって方法を変えたり、落ち込んでダイエットをあきらめたりせず、それまでのやり方を続けてください。**一定期間が経ったら、再び体重が落ちるように**なります。

停滞期の長さには個人差がありますが、２～３週間というパターンが多いです。

第2章

＼体重がみるみる減る！／

なぜ「ラクやせみそ汁」を飲むだけでやせられるのか？

「ラクやせみそ汁」を飲むだけで
体重が減っていく理由を
さまざまな角度から深掘りします。

「長生きみそ汁」がパワーアップ それが「ラクやせみそ汁」

日本人にとって「国民食」とでもいうべきみそ汁は、さまざまな健康効果が得られる大変すぐれた料理です。たった1杯で自律神経のバランスの改善を促《うなが》し、腸内環境を整え、血液をサラサラにしてくれます。心身ともに健康が促進され、ダイエット効果にも期待でき、疲労やストレスを感じずに日々の生活を送れるようになります。

私は前作で、最強の健康食といえるみそ汁の健康効果を最大限に引き出した「長生きみそ汁」を紹介しました。本書で推奨《すいしょう》している**「ラクやせみそ汁」は、「健康に長生き」のコンセプトを踏襲《とうしゅう》したうえで、ダイエット効果をよりいっそう高めることを可能にした〝パワーアップ版〟**です。

ではなぜ、そもそもみそ汁を飲むとやせるのか？

その大きな理由は、みその原料である大豆にあります。もともと、たんぱく質やビタミン、食物繊維《せんい》など、豊富な栄養を備えている大豆は、発酵《はっこう》してみそになる過程でアミノ酸を生成し、さらに栄養価の高い食材へと昇華するのです。

大豆イソフラボンが血液中の悪玉コレステロールを低下させ、脂質《ししつ》代謝の改善を促します。

赤みそに豊富に含まれているメラノイジンという抗酸化作用のある成分が、糖の吸収スピードを抑えてくれます。

白みそを構成する成分のひとつ、乳酸菌が腸の動きを活性化させ、お通じをよくします。

このように、みそ（大豆）に含まれる栄養の数々は、体を太りにくくしたうえで、やせやすい体質にするという、ダブルの働きをしてくれるのです。まさに、いいことずくめ。家庭でも食の欧米化が進んで久しいですが、ここで今一度、ダイエットという視点からも、日本が誇る最強の伝統食「みそ汁」に目を向けてみてください。

そのみそ汁が進化した「長生きみそ汁」を、パワーアップさせた「ラクやせみそ汁」。**やせたいという願望のある方に、「飲まない」という選択肢はない**と思います。そう言ってもいいほど、「ラクやせみそ汁」は、あなたの強い味方になってくれるはずです。

ダイエット成功のカギは腸内環境を整えることにある

ダイエットと聞いて、ほとんどの方が真っ先に思い浮かべるのが、食事制限と運動でしょう。過酷《かこく》であればあるほど、激しければ激しいほど、実際に大きく体重を落とすことができますが、ハードでストイックなダイエットは、抱えるリスクやデメリットがあまりに大きいため、医師としてはまったく勧《すす》めることができません。体内に十分な栄養が摂《と》り込まれず、確実に健康を害します。

体調が悪くなり、肌が荒れ、集中力が欠け、不健康な生活を送ったのちに、気づけばリバウンドで元通り。いいことはなにひとつないのです。

ここでみなさんに朗報をお伝えします。

ダイエットに過酷な食事制限や激しい運動は必要ありません。

一番大切なのは、腸内環境を整えることです。

つらい思いをせず、健康的にやせることができます。

そのメカニズムの一部を簡単にご説明いたしましょう。

まず、腸内環境を整えるとお通じがよくなり、便秘が改善されます。体重が減るばかりでなく、ウエスト周りが引き締まり、見た目にシェイプアップされるケースも少なくありません。

また、腸内フローラと呼ばれる、腸内に生息する細菌群の状態が健全になると、**細胞内に脂肪を摂り込むのを防止する効果のある、短鎖《たんさ》脂肪酸を増やしてくれます。**

さらに、腸内環境が整うことによって、自律神経のバランスの改善も促されます。副腎《ふくじん》皮質から分泌《ぶんぴつ》されるコルチゾールというストレスホルモンの働きを抑制する、セロトニンという物質が脳で作られる際に、腸内細菌が手助けをしてくれるのです。自律神経が整えばメンタル系の疾患《しっかん》の発生を抑え、過食や拒食の防止にもつながります。

「ラクやせみそ汁」には乳酸菌を筆頭に、腸内環境を改善する成分がたくさん含まれています。飲み続ければ、それを促進できるのです。

代謝の低下は白みそのGABAで解消

現代人はさまざまなストレスを抱えながら、日常を過ごしています。大なり小なり個人差はあるでしょうが、心身ともにストレスゼロと言いきれる方は、まずいらっしゃらないでしょう。

ストレスを溜《た》め込むと、自律神経のバランスが乱れます。自律神経は、腸などの消化器官をコントロールする神経のことで、バランスが乱れると体に悪影響を与えるので注意が必要です。

めまい、頭痛、便秘が生じやすくなり、風邪や肺炎などの感染症にもかかりやすくなり、**高血圧がまねく血管障害やがんのリスクも高まります。**

まさに、百害あって一利なしです。

ダイエットとも無関係ではありません。ストレスを感じ、自律神経のバランスが乱れると、腸内環境が悪くなります。それが腸のぜんどう運動（収縮と弛緩《しかん》をくり返す動き）を鈍《にぶ》くします。腸のぜんどう運動が弱まると、血の巡りが悪くなります。**血流の悪化は、エネルギー代謝の低下をもたらします。**

このようにして、どんどんやせにくい体質になっていってしまうのです。過度のストレスを抱えた状態では、ダイエットは成功しません。

ここで頼もしい助っ人になってくれるのが、「ラクやせみそ汁」の屋台骨を支える白みそです。**白みそには、ストレスを緩和してくれる働きのあるＧＡＢＡという健康成分が含まれており、自律神経のバランスを整えてくれます。**

ＧＡＢＡはチョコレートや赤ワインにも含まれていますが、糖分を気にしている方や、お酒の苦手な方にとっては、少々手を出しづらいかもしれません。

一方、みそ汁は誰にとっても身近なものなので、「ラクやせみそ汁」を敬遠する方はほとんどいらっしゃらないでしょう。「ラクやせみそ汁」を毎日飲んでＧＡＢＡを摂取し、ストレスを軽減。ぜひこれを目指してください。

血糖値と食欲を制する「みそ汁ファースト」

血糖値の上昇を抑える。これがダイエット成功への近道です。それをする方法として提案したいのが**「みそ汁ファースト」**。食事をする際に、まず「ラクやせみそ汁」を口にするという食事術です。

血糖値の上昇と、摂取する食べものの順番、量は密接に関係しており、先に食物繊維を多く含んだ野菜を食べ、最後に糖質を多く含んだ主食を摂ることによって、血糖値の急上昇を防止できることが明らかになっています。

一般的にはサラダを最初に口にする「ベジファースト」が推奨されていますが、生野菜はカサがあるため、一度にたくさん食べるのは大変です。しかし、「ラクやせみそ汁」の具材の野菜は、煮込むことによってカサが減っているので食べやすい。サラダよりははるかに抵抗なく、口にすることができるでしょう。

それだけではありません。みその原料である大豆に多く含まれるトリプトファンという成分は、深い眠りを導くメラトニンや、満腹中枢を刺激する働きもあるセロトニンの生成を助け、快眠と満腹感増長をもたらしてくれます。

もうひとつ、注目していただきたいのは、**「ラクやせみそ汁」の具材はどれも意図的に大きく切ることを前提とし、咀嚼《そしゃく》の回数を増やすようにしている点**です。

食べものをよく噛《か》むと、自律神経が高いレベルで安定するうえ、エネルギー代謝も向上します。早食いをすると、満腹中枢が刺激される前に食べ過ぎてしまい、結果的に肥満を誘発してしまうのです。

咀嚼回数の目標は一口30回。まずは、いつも一口あたり何回噛んでいるか数えてください。そこから少しずつ増やしていき、目標に近づけていきましょう。

血糖値上昇の防止。快眠の促進。満腹感の増長。自律神経の安定。エネルギー代謝の向上。食事量の抑制。「ラクやせみそ汁」でおこなう食事術は、ダイエットと健康に直結するこれだけすばらしい効果を、我々に手軽に届けてくれるのです。

「ストレス食い」はりんご酢の酢酸でブロック

ダイエットにストレスは大敵。だから、できるだけストレスを感じない思考や行動を心がけることが大切です。健康的にやせるためには、食事制限や運動に目を向けるよりも前に、まずはストレスフリーに生きることに配慮しましょう。

それでも、私たちが平穏無事に人生を送ることは簡単ではなく、予期せぬさまざまなトラブルが日々降りかかってきます。なかでも**近年、とくに問題視されているのが「ジェットコースター血糖」と呼ばれる血糖値の変化**です。

これは糖質の多い食事を、**「ストレス食い」**と呼ばれる早食い、ドカ食いなどによって血糖値が乱高下する症状のことで、この症状によって引き起こされる睡眠障害に、全国で約１５００万人もの方たちが悩まされているといわれています。ダイエットに悪影響を与えるだけでなく、乱高下によって血管が傷つけられ、脳卒中や心筋梗塞を引き起こす可能性もある症状です。

ですが「ラクやせみそ汁」を飲み続けていれば、「ジェットコースター血糖」を引き起こす可能性は低下します。基本の「長生きみそ玉」を構成する素材のひとつ、りんご酢に含まれる酢酸《さくさん》が、血糖値の急激な上昇を抑えてくれるからです。たった大さじ1杯のりんご酢が、効率的なダイエットを陰ながらサポートしてくれます。

血糖値の上昇を抑えるということはすなわち、「肥満ホルモン」とも呼ばれるインスリンの分泌を抑制するということであり、それが脂肪のつきにくい体づくりにつながります。

また、**酢は胃の内容物を消化、吸収する働きを鈍らせるともいわれており、これが満腹感を増長。過食の防止に導いてくれます。**

このように、「ラクやせみそ汁」の土台のひとつであるりんご酢は、目立たないところで八面六臂《はちめんろっぴ》の活躍をみせているのです。まさに、裏方のスペシャリスト。ダイエットに対する貢献度に関しては、主役級の力を持っていると考えてもいいでしょう。

みそ汁最大の弱点「塩分」を克服した「ラクやせみそ汁」

大手パーソナルトレーニングジム「RIZAP《ライザップ》」が、47都道府県の20〜69歳の男女約４０００人を対象にダイエットに関する実態調査を19年におこなったところ、ダイエットをはじめるきっかけとして最も多く挙げられた回答が「健康のため」だったといいます。

目的は、ただ体重を減らすだけでも、スリムな体型を手に入れるだけでもない。**多くの方が健康を求めて、やせようとしているのです**。おそらく、本書の読者のほとんどの方が、同じような意識を持たれていることでしょう。

そんなみなさんにとって、不安の種のひとつになると予想されるのが、みそに含まれる塩分です。

「ラクやせみそ汁」を飲んでやせられるのはいいけど、塩分の摂り過ぎで高血圧を引き起こすのではないか？

そんなふうに思われている方もいらっしゃるのではないでしょうか。

しかし、心配はいりません。仮に**「ラクやせみそ汁」を毎日飲んだとしても、血圧の上昇を導くことはありません**し、健康を害することもありません。いますぐ、みそ汁に対するマイナスイメージを捨て去ってください。


実は、**みそに含まれる塩分は、血圧の上昇とは無関係**なのです。２０１７年に広島大学の研究グループが「食卓塩と同量の塩分をみそから摂取しても、血圧は上昇しない」ことをつきとめ、それまでの常識を覆す画期的な事実として発表。これにより、「塩分こそがみそ汁の弱点」という認識は誤解だったことが明らかになりました。

それでも心配な方もいらっしゃるでしょう。ですが、「ラクやせみそ汁」の基本となる**「長生きみそ玉」は、余計な塩分を排出する働きをしてくれるカリウムを豊富に含んだりんご酢を使用しています。**つまり、やせることだけに特化した１杯ではなく、健康面にも気を配った１杯となっています。

どうか安心して、毎日の献立に「ラクやせみそ汁」を取り入れてください。

天敵「食欲」と「リバウンド」は「オールインワンみそ汁」で撃退

ダイエットに無事成功しても、それが「我慢《がまん》」をともなうものであったとしたならば、あなたにとって〝非常に恐ろしい現象〟がそのあとに待ち構えています。

そう、リバウンドです。

例えば「5キロやせる」を目標にダイエットに臨《いど》み、成功したとしましょう。でも、たいていの方はその結果に満足し、炭水化物や糖質など、それまで摂取することを控えていたものを解禁することによって、結果的に体重を元に戻してしまいます。

そして、なかにはダイエット前の体重以上に太ってしまう方も……。元も子もないとは、まさにこのことでしょう。

それに対し、**「ラクやせみそ汁」ならリバウンドの心配がほとんどありません。**なぜなら、我慢を必要としないからです。基本となる「長生きみそ玉」は同じながら、みそ汁の中に入れる具材を自由自在に変えることができるので、飽《あ》きることなく続けられます。過剰《かじょう》といえるレベルでなければ、炭水化物や糖質が含まれていてもまったく問題ありません。

また、ダイエット中の最大の敵といえば「食欲」ですが、「ラクやせみそ汁」ならその心配もいりません。なぜなら、「ラクやせみそ汁」ダイエットをスタートさせて、まず実践していただきたい**「オールインワンみそ汁」は、腹持ちが抜群**。咀嚼の回数の増加もあいまって、満腹中枢を早めに満たし、食欲や間食欲を抑えてくれます。

代表的なダイエットである毎日ジムに通って体を動かすという行為は、そのための時間を確保するということと、強い意志を持つということが求められます。高い目的意識とモチベーションがなければ長く継続することはできません。

一方で、「ラクやせみそ汁」の基本「長生きみそ玉」は、一時《いちどき》に数日分を、しかも簡単に作ることができます。それを使いパワーアップさせた「オールインワンみそ汁」は、レシピもとてもシンプルで簡単。「これならば自分にもできそう」。おそらくほとんどの方が、そう思うはずです。

〝肥満の素〟を抑え込む「オールインワンみそ汁」

私は朝昼晩の3食のうちのどれか1食のメニューを「オールインワンみそ汁」に置き換えることを推奨しています。

3食すべてで「オールインワンみそ汁」を飲む必要はありません。**一日1食で十分です。それだけでダイエット効果が期待できます。**

その秘密は、材料になるみそと、さまざまなレシピで構成されるボリュームたっぷりの具材。実はこれらの食材が、腸内に存在する〝肥満の素〟を抑えてくれるのです。

近年の研究により、人間の腸内には消化されたものを体内に溜め込んでしまう「ファーミキューテス菌」と、脂肪を排出する働きをする「バクテロイデーテス菌」が存在し、両者の理想的な比率は「4：6」であることがわかりました。もちろん、前者の割合が増えれば増えるほど、太りやすい体質になってしまいます。

現在注目されているのは、ファーミキューテス菌を減らし、バクテロイデーテス菌を増やしてくれる食材です。植物性乳酸菌などの善玉菌ならびに食物繊維を豊富に含むものが効果的で、主な例としてみそ、納豆、酢、玉ねぎが挙げられます。

もうお気づきの方もいると思いますが、代表的な食材のラインナップのうち、みそ、酢、玉ねぎは基本の「長生きみそ玉」で使います。とくにみそには乳酸菌をはじめ、肥満の素を抑える菌や栄養素がたくさん含まれています。さらに食物繊維豊富な具材を使った「オールインワンみそ汁」に発展させることで、高い相乗効果を得られます。また「オールインワンみそ汁」には、お茶碗1杯のご飯を食べるより少ない量の炭水化物を含ませました。

ブームとなった〝炭水化物抜きダイエット〟ですが、実は炭水化物が不足すると、集中力の低下やスタミナ切れ、さらに疲れやすい体になります。しかも体内に貯められる炭水化物量はごくわずか。**毎日適量を摂る必要があります。**

「オールインワンみそ汁」なら毎日無理なく摂れて、しかもダイエット効果も期待できます。まるで、魔法のような料理といえるのです。

糖の中性脂肪化は赤みそのメラノイジンで防ぐ

「ラクやせみそ汁」の基本「長生きみそ玉」には、赤みそと白みその2種類のみそが使われています。両者の違いは、見た目の色だけではありません。含まれる成分や、それがもたらす効果も異なります。

赤みそに含まれる成分のなかで、私が最も注目しているのがメラノイジンです。これはみその発酵《はっこう》が進む過程で生成される成分で、抗酸化作用を持っています。主な働きは、糖の吸収スピードを抑え、血糖値の上昇を緩めることです。

人間の体が太る要因のひとつに、糖質の過剰摂取が挙げられます。米などの穀物や、そこから造られる麺類や醸造《じょうぞう》酒、いも類、お菓子に代表される甘い物など、糖質を多く含んだものを食べ過ぎると血糖値が急上昇し、すい臓からインスリンというホルモンが必要以上に分泌されてしまいます。

やっかいなのは、このインスリンが過剰に分泌されると、血中のブドウ糖を中性脂肪に変える手助けをしてしまうこと。つまり、**糖質を過剰摂取して「肥満ホルモン」インスリンが分泌されると、体脂肪が増加してしまう**のです。

そんなときに、力強い味方になってくれるのが、赤みそのメラノイジンです。この**メラノイジンの働きによって、インスリンの過剰な分泌ならびに、それに付随する糖の中性脂肪化をブロックしてくれます。**

このように、赤みそにはすぐれたダイエット効果があるのです。

それだけではありません。「オールインワンみそ汁」からダイエット生活をはじめることで、具材に含まれる食物繊維が腸内における糖質の吸収をさらに抑制し、血糖値を上げにくくしてくれます。メラノイジンを擁《よう》する赤みそは、みそ汁にその姿を変えることによって、食物繊維という強力な援軍を呼び寄せることができるのです。

脂肪がつきにくい体になるために、「オールインワンみそ汁」ではじめる「ラクやせみそ汁」生活を送る。ぜひ習慣として身に付けるようにしてください。

「食べても太らない体質」は玉ねぎのオリゴ糖でゲット

同じ体重、同じ筋肉量の人が、同じものを同じ量食べて、同じ運動をする。にもかかわらず、両者の体重の増減の幅やペースは異なる。一方は太ったのに、もう一方はほとんど変わらなかったりする。

なんとも理不尽な話に聞こえるかもしれませんが、これは現実的に起こる話です。

人間の体は不思議なもので、太りやすい体質の人と太りにくい体質の人が存在します。

両者を分かつ要素はなにか？

そのひとつに挙げられるのが**「腸内細菌の種類の違い」**です。最近の研究によってこの事実が判明し、腸内に生息する細菌には個人差があることがわかりました。

そのうちのいくつかに、食べものを分解して「短鎖脂肪酸」という物質を作るものがあります。これは、細胞内に脂肪を取り込むのを食い止めてくれる働きをする、ダイエットの強い援軍。つまり、**短鎖脂肪酸を作ってくれる細菌をたくさん持っている人ほど、太りにくい**ということなのです。

短鎖脂肪酸は、善玉菌のひとつであるビフィズス菌などによって作られます。そして、ビフィズス菌はオリゴ糖が増やしてくれます。

もう、おわかりでしょう。**太りにくい体質、やせやすい体質にするためには、オリゴ糖を多く含む食品を摂取すればいい**のです。

オリゴ糖は肉や魚にはほとんど含まれておらず、主に野菜から取り入れるのが基本。含有量《がんゆうりょう》の多い野菜の代表格として挙げられるのが玉ねぎです。

私が考案した「長生きみそ玉」には、すりおろした玉ねぎが溶け込んでいます。飲めば当然、オリゴ糖を腸内に送り込むことができます。

野菜たっぷりの「オールインワンみそ汁」にすれば、効果は倍増。あなたの体を、どんどん太りにくい体質にしていってくれます。

玉ねぎがもたらすオリゴ糖のパワーはすさまじいのです。

玉ねぎのサラサラ効果が血管を若返らせる

玉ねぎが持つパワーは、善玉菌のエサとなるオリゴ糖を、腸内に送り込んでくれるだけにとどまりません。それ以外にもさまざまな働きをしてくれます。

健康やダイエットの促進という点において強調しておきたいのは、血液をサラサラにしてくれることです。

玉ねぎに含まれるケルセチンという成分が、血管の老化を早める活性酸素を取り除き、血管をしなやかに、弾力のある強い内壁《ないへき》を保ってくれます。

また、アリシンという成分も血栓が作られることを防止する力を持っていて、玉ねぎを細かく刻めば刻むほど効果を発揮します。

結果、血管が若返り、血液がサラサラになります。

私はこのような玉ねぎの健康効果をできるだけ損なわないように、基本となる「長生きみそ玉」にはすりおろした玉ねぎを配合しました。

そうすることによって、「ラクやせみそ汁」にした際に、血管の若返り成分を余すことなく体内に取り込むことができるからです。

血管が若返り、血液がサラサラになると、血液の循環がスムーズになります。と同時に、老廃物《ろうはいぶつ》の排出スピードが加速します。

これが、代謝の改善を促し、やせやすい体をつくる原動力になるのです。

血管の老化防止に役立ち、なおかつダイエットも助けてくれる。一石二鳥とはまさにこのことでしょう。

さらに、みそに含まれるマグネシウムも、血液サラサラ効果に一役買ってくれます。マグネシウムが不足すると、血液が毛細血管内をスムーズに流れにくくなりますので、血栓のできる要因を生み出しかねません。「ラクやせみそ汁」を毎日飲めば、マグネシウム不足も補ってくれるわけです。

ちなみに、マグネシウムをいちばん豊富に含んだみそは、東海地方で親しまれている「豆みそ」です。興味のある方は試してみるといいでしょう。

食べ過ぎた罪悪感は「オールインワンみそ汁」で消す

ダイエットにとってストレスが天敵ということは再三お伝えしてきましたが、不可抗力のケースはともかくとして、自らストレスを感じるシチュエーションをつくることはオススメできません。

とくに気をつけていただきたいのは、複数人で食事をとるときです。ダイエットを意識するあまり、食べものにほとんど手をつけなかったり、いかにも少量とわかるものしか注文しなかったりすると、相手に対する気づかいが生まれます。

自分に合わせて、向こうが我慢していたらどうしよう……。

場を盛り下げたりしていないかな……。

「こんな場までダイエットを持ち出さなくても」と思われていたら嫌だな……。

これではダイエットにとって、逆効果になりかねません。**相手がいる食事のときは量のことは気にせず、存分に楽しみましょう。**ダイエットを長期スパンで考えたとき、そのほうがトータルでは必ずプラスになると思います。

本書では最初の1〜2週間をダイエット効果のより高い「オールインワンみそ汁」、以降は「ラクやせみそ汁」にするダイエット方法（20、25ページ参照）を推奨していますが、なにも絶対にその通りにやってほしいわけではありません。

例えば、休みの日に仲のよい友人や大切な人とランチを共にしたとき、相手に合わせてついつい食べ過ぎてしまった……。そんな日の夜は「オールインワンみそ汁」で済ませてください。脂肪の燃焼などを強く意識して考案した1杯なので、**食べ過ぎた罪悪感に満ちたあなたの救世主として、きっと活躍してくれる**ことでしょう。

「オールインワンみそ汁」は心身両面の〝イレギュラー〟をリカバーしてくれるとともに、明日への活力も生み出してくれる、ダイエットの守護神のような存在なのです。

「ラクやせみそ汁」の香りは「減量ホルモン」を生み出す

みなさんは「オキシトシン」をご存知でしょうか？

これは、ストレスを緩和し、心を穏やかにするといわれるホルモンで、**「幸せホルモン」**や**「愛情ホルモン」**とも呼ばれています。

近年は美容とアンチエイジングの効果があることも明らかになってきており、多くの化粧品メーカーが、美容法や商品開発の研究に着手しはじめるほど、大注目の存在になりつつあります。

そして、２０１７年に福島県立医科大学の下村健寿教授を中心とした研究チームが、**オキシトシンはダイエットの強い味方になるという驚きの研究結果を発表**しました。

オキシトシンの働きのひとつに、内臓脂肪の減少を促す効果が認められたのです。

これはもう、**「減量ホルモン」**と表現してもいいでしょう。

オキシトシンは、好きなものを見たり食べたり、心安らぐ香りをかいだり、家族やパートナーとスキンシップをとったりすると、分泌されやすくなるといいます。幸せな気持ちになれるようなことをすると、相乗効果でもっと幸せになっていくのです。そしてそれが、ダイエットの促進を図ってくれるのです。

私が注目しているのは、心安らぐ香りをかぐという部分。もちろんこれは、お香やアロマなどでもいいのですが、食べものでも同様の効果が得られます。

そうです。みそ汁の香りです。我々日本人は、みそ汁の香りをかぐとホッとした気持ちになれます。「ラクやせみそ汁」は、使用する具材に制限はいっさいないので、みなさんの**大好物を入れれば、ホッとするのと同時にハッピーになり、オキシトシンの分泌をよりいっそう高めてくれる**ことでしょう。

大好きな人や大切な人と一緒に食卓を囲めば、さらに効果的。ダイエットの成否には、心の充実が大きく関わってくるのです。

美しくやせるためには「大豆イソフラボン」

ダイエットの主目的はやせること（＝体重を落とすこと）ですが、ただそれだけではなく、「健康的に」「無理なく」「生活のリズムを変えずに」などなど、どうせやるならポジティブな要素をできるだけ多く、しかも一度に取り込みたいと思うのは、自然なことだと思います。

なかでも「美しく」やせたいと思っている方はたくさんいます。とくに若い女性は、その思いはより強いでしょう。

「2カ月で3キロやせる」という目標を設定し、仮にそれを達成できても、血色が悪く、お肌がカサカサになってしまったら意味がない。これが世の女性たちの（もちろん男性たちも）本音だと思います。

でも、心配はいりません。「ラクやせみそ汁」が、そんな悩みを解決してくれます。みその原料である**大豆に含まれるイソフラボンという成分が、肌をきれいにしてくれる腸内フローラのエクオールに変換されるケースがある**からです。

エクオールには、美肌効果を筆頭に、更年期障害、前立腺がん、乳がんリスクなどを抑制してくれる、アンチエイジング効果があることも立証されています。

日本人の場合、腸内でエクオールをつくることのできる人は残念ながら2人に1人。ですが、大豆イソフラボン自体にもエクオールと同様の効果が期待できますので、悲観する必要はありません。

「ラクやせみそ汁」を毎日飲み、大豆イソフラボンを体内に摂り入れることによって、美容と健康を促進することができます。さらに、大豆イソフラボンや、そこから変換されるエクオールは、腸内環境を整える作用もあるので、ダイエットにも直結します。

美しくやせたい！

「ラクやせみそ汁」はまさに、そんなあなたの希望を叶えてくれるのです。

教えて、小林先生!

糖質制限ダイエットのメリット・デメリット

黒酢ダイエット、ヨーグルトダイエット、朝バナナダイエットなどなど、これまで時代の移り変わりとともに食をめぐる多種多様のダイエットが提唱され、流行をつくり上げてきました。現在、世の中の主流になっているのは糖質制限ダイエットで、実に多くの方が実践しています。

糖質制限ダイエットは、ご飯、パン、麺といった主食を減らす、もしくは完全に抜いてしまう方針が基本。簡単にいえば、食事の際におかずだけしか食べないという方法です。

このダイエットは、**体重を落とすということに関しては効果的**です。手軽に取り組めるうえに、短期間で効果を実感できることから、ハマる人も多いと聞きます。体重を落とさなければならない大きな理由があるのなら、一定期間、トライしてみるのはいいでしょう。

しかし、**長い目で見ると、これはリスキーな方法**といわざるを得ません。**糖質は、人間の体に必要不可欠な栄養素**です。体に入ってこないと、健康面に大きな悪影響を与えます。過度な糖質制限が深刻なエネルギー不足を招き、意識を失って救急搬送されたという例も報告されていますので、やり過ぎには注意しなければなりません。

また、**糖質制限は筋肉を減少させ、代謝の悪化を導き、中性脂肪の増加を誘発する**という悪循環を呼び寄せます。見た目はやせているのに実は脂肪だらけという“隠れメタボ”になってしまいがちなのです。

やるにしてもほどほどに。糖質制限ダイエットに臨む際は、これを肝に銘じてください。

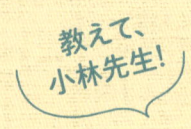

第3章

＼ラクやせ効果が倍増する！／

「オールインワンみそ汁」レシピ

「ラクやせみそ汁」の中でも、
その力を高めた“全部入り”みそ汁。
一日のうち、1食をこれでどうぞ。

レシピの見方

第3章～第5章に
掲載しているレシピの見方です。

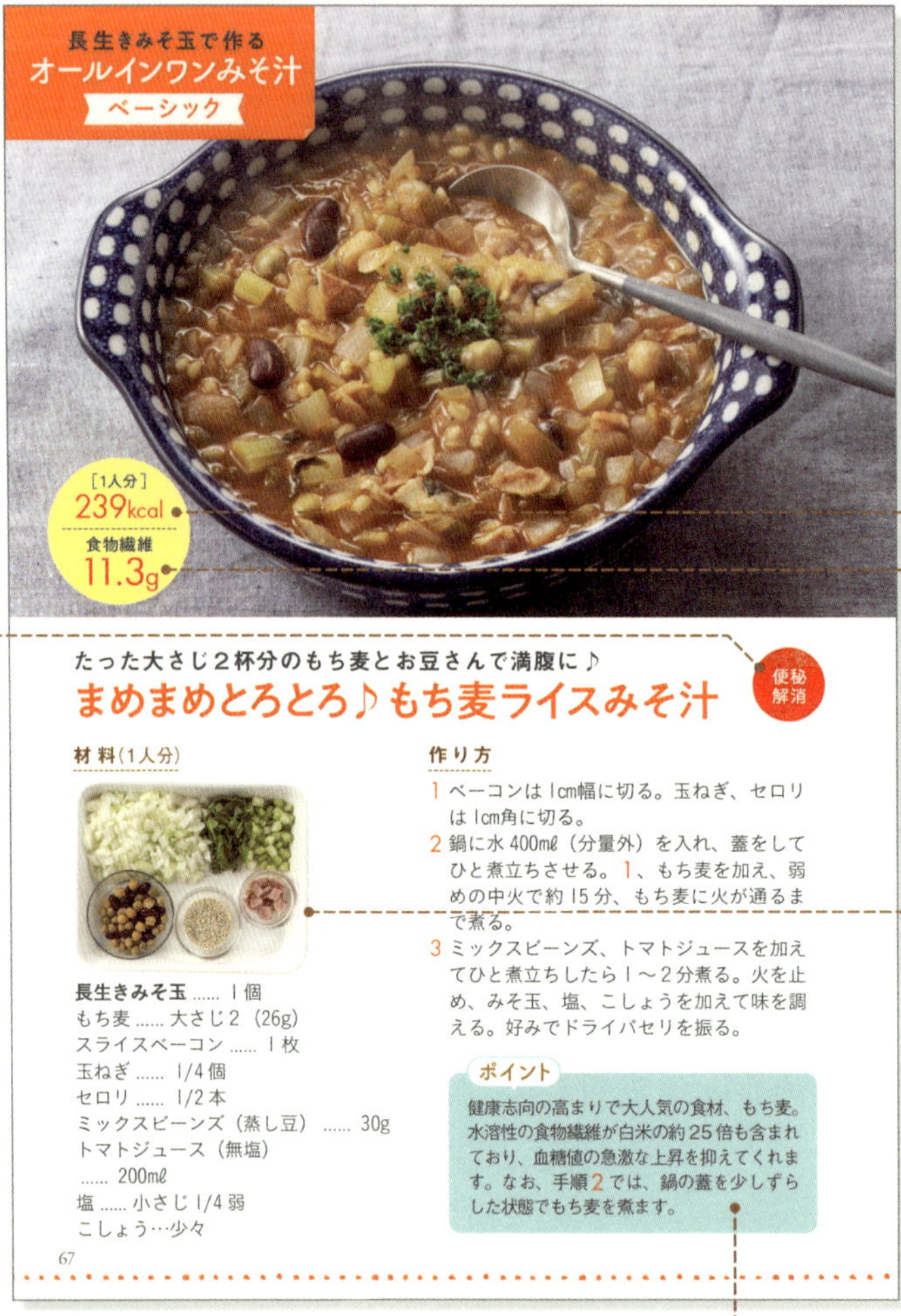

長生きみそ玉で作る
オールインワンみそ汁
ベーシック

［1人分］
239kcal
食物繊維
11.3g

たった大さじ２杯分のもち麦とお豆さんで満腹に♪

まめまめとろとろ♪もち麦ライスみそ汁

便秘解消

材料(1人分)

長生きみそ玉 1個
もち麦 ...... 大さじ2（26g）
スライスベーコン 1枚
玉ねぎ 1/4個
セロリ 1/2本
ミックスビーンズ（蒸し豆） 30g
トマトジュース（無塩）
...... 200mℓ
塩 小さじ1/4弱
こしょう…少々

作り方

1 ベーコンは1cm幅に切る。玉ねぎ、セロリは1cm角に切る。
2 鍋に水400mℓ（分量外）を入れ、蓋をしてひと煮立ちさせる。1、もち麦を加え、弱めの中火で約15分、もち麦に火が通るまで煮る。
3 ミックスビーンズ、トマトジュースを加えてひと煮立ちしたら1～2分煮る。火を止め、みそ玉、塩、こしょうを加えて味を調える。好みでドライパセリを振る。

ポイント

健康志向の高まりで大人気の食材、もち麦。水溶性の食物繊維が白米の約25倍も含まれており、血糖値の急激な上昇を抑えてくれます。なお、手順2では、鍋の蓋を少しずらした状態でもち麦を煮ます。

67

カロリー

主に1人分のカロリー値を表示。

食物繊維

主に1人分の食物繊維の量を表示。

材料の写真

1ページに1レシピが掲載されている「オールインワンみそ汁」「ラクやせみそ汁」のレシピには、野菜や肉、魚などの材料の写真を掲載しています。切り方などの参考にしてください。

ポイント

1ページに1レシピが掲載されている「オールインワンみそ汁」「ラクやせみそ汁」のレシピには、材料の代表的な栄養や作り方のポイントを紹介しています。

- 計量単位は大さじ1＝15mℓ、小さじ1＝5mℓ、1カップ＝200mℓです。
- バターは有塩バターを使用しています。
- 卵のサイズはMサイズを使用しています。
- 電子レンジのワット数は600Wです。電子レンジ、オーブントースター、オーブン、炊飯器の加熱時間は、メーカーや機種によって異なりますので、様子を見ながら加減してください。また、加熱する際は付属の説明書に従って、高温に耐えられる容器や皿を使用してください。
- 液体を電子レンジで加熱する際、突然沸騰する可能性があります（突沸現象）ので、ご注意ください。

アイコンの種類

22～23ページで紹介しているように、レシピの基本となる「長生きみそ玉」には、自律神経のバランスを整え、やせやすい体を作る成分が入っています。食材の組み合わせにより、効果はさらにパワーアップ。各レシピには特に期待できる効果を表示しています。

便秘解消

主に海藻類などの食物繊維を多く含む食材を使うレシピがこれにあたります。

疲労回復

主にタウリンやビタミンB群などを豊富に含むレシピ。運動後などにどうぞ。

腸内環境を整える

乳酸菌やオリゴ糖を含むなど、腸の善玉菌にとってもいい食材を使ったレシピです。

ストレス解消

神経の鎮静効果がある香り成分を含む食材や手間を極力省いたレシピでイライラ解消。

免疫力アップ

β-カロテンやビタミンA、ポリフェノール類を多く含んだ食材を使ったレシピが主。

血流アップ

血液サラサラ効果のある食材を使い、血流をアップさせればやせる体を手に入れられます。

脂肪燃焼

唐辛子に含まれるカプサイシンなどの代謝をアップさせる食材などを使用。

筋力アップ

低カロリーで高たんぱくの食材が主に使われているレシピ。運動前後に食べてください。

快眠

リラックス効果のある成分を含んだ食材を使用。よい睡眠はダイエットの基本です。

美肌効果

ビタミンCなどの肌によいとされる成分を多く含んだ食材を使用。きれいにやせましょう。

鍋の大きさと水の量

84～95ページに掲載している「ラクやせみそ汁」を作りやすい鍋の大きさと、基本的な水の量をご紹介します。

直径15cmの鍋がおすすめ！

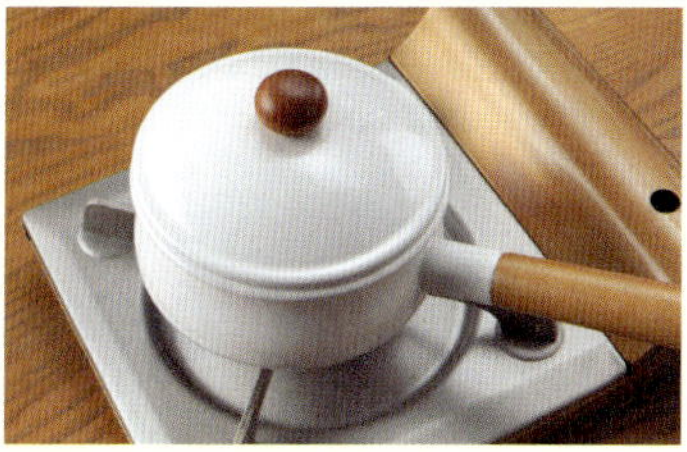

4章のレシピはすべて2人分。直径15cmの鍋で作ると、水位がちょうどよく作りやすいです。3～4人分なら18cmの鍋でどうぞ。

水は300mℓが基本！

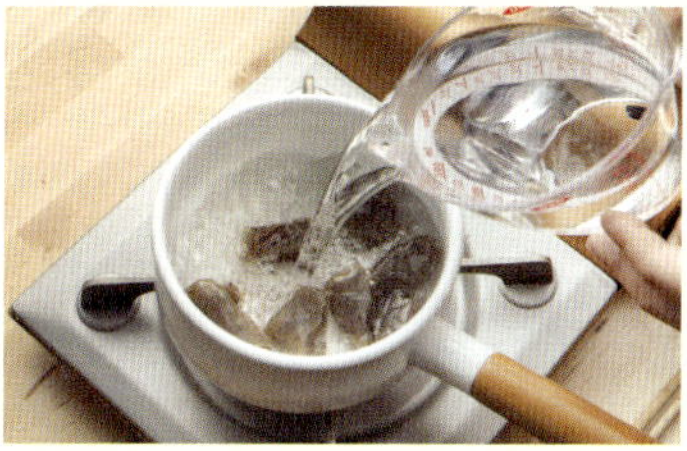

2人分の「ラクやせみそ汁」で必要な水の量は300mℓ（1と1/2カップ）。一部、使用する材料によって増減する場合があります。

「オールインワンみそ汁」ってなに？

「オールインワンみそ汁」は主食とおかずを１杯のみそ汁にまとめたもの。ベースは「長生きみそ玉」ですが、「長生きみそ汁」と大きく異なるのは、炭水化物類が入っていることです。そんなのダイエットに逆効果なのでは？　と思う方、ご安心ください。３つのパターンを紹介します。

パターン 1　米類や小麦の麺類、パン類などを使うレシピ

一般的な食事で食べられる量の1/3〜1/2量に減らしています。その分、野菜やたんぱく質を多く摂れるようにしてあります。

パターン 2　春雨や糖質ゼロ麺、葛切り、しらたきを使うレシピ

パターン❶よりも炭水化物類の量が少ない傾向です。そのため、野菜やたんぱく質を多く入れつつも、量を減らしてはいません。

パターン 3　豆腐やじゃがいもを使うレシピ

これらは腹持ちがよい食材です。栄養価も高いので、米類や小麦の麺類などと置き換えてレシピに使っています。

つまり、「オールインワンみそ汁」は、これ１食で満足できるにもかかわらず、主食＋おかず＋みそ汁の食事よりも炭水化物量を減らしているのです。炭水化物も大事な栄養のひとつ。人が健康的に生きるためには欠かせません。「オールインワンみそ汁」で最低限の炭水化物を摂りつつ、満足感も感じられる豊かな食生活を送りましょう。一日に１食だけを「オールインワンみそ汁」で済ませる生活を１〜２週間続ければ、確実に体が変わります。

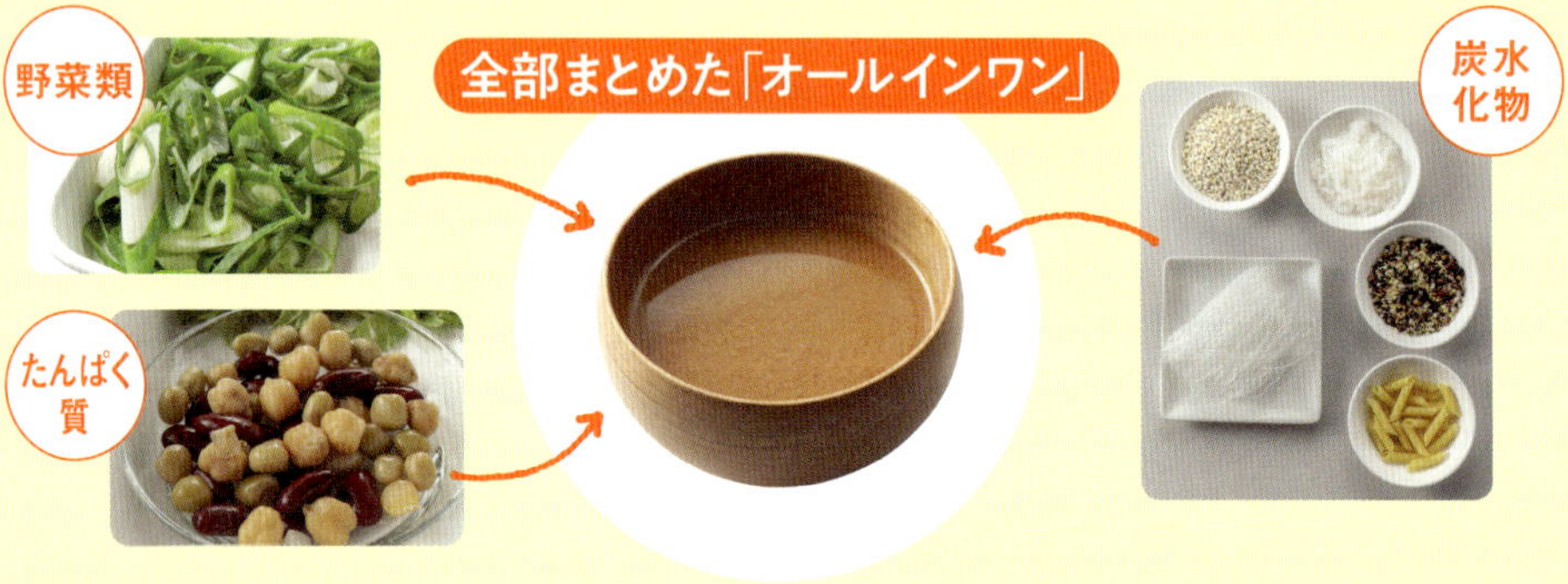
野菜類
たんぱく質
全部まとめた「オールインワン」
炭水化物

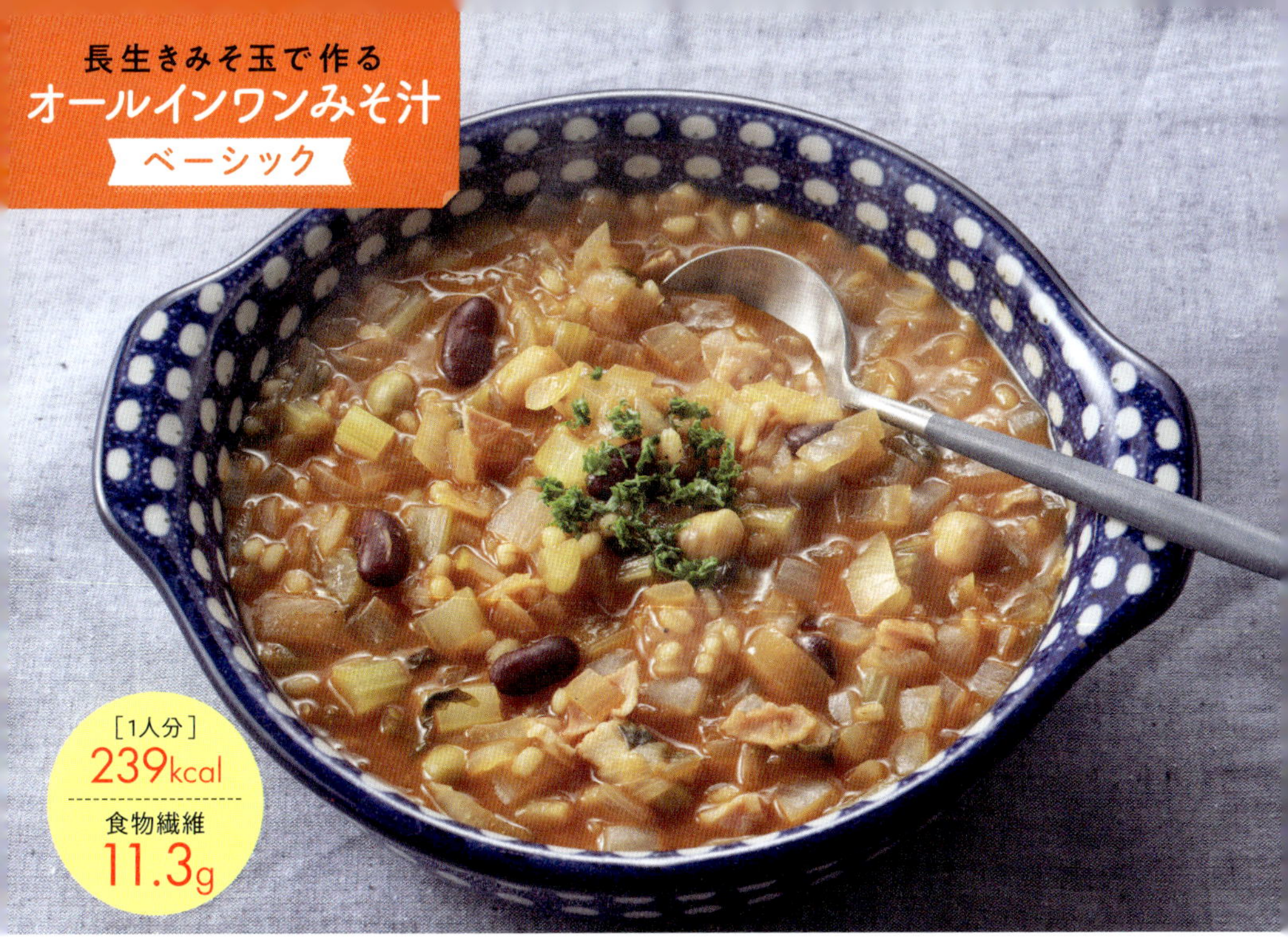

［1人分］
239kcal
食物繊維
11.3g

たった大さじ２杯分のもち麦とお豆さんで満腹に♪

まめまめとろとろ♪もち麦ライスみそ汁

便秘解消

材料（1人分）

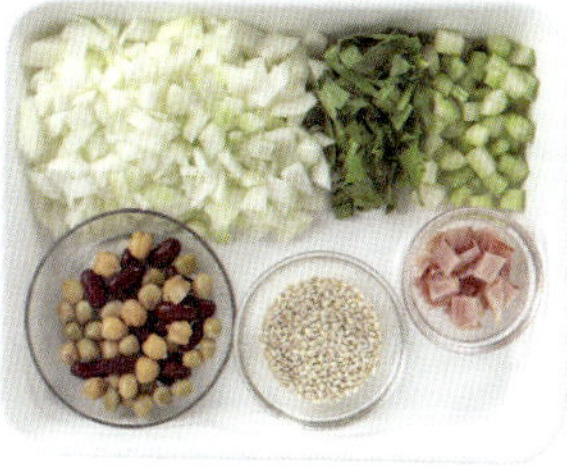

長生きみそ玉 …… 1個
もち麦 …… 大さじ2（26g）
スライスベーコン …… 1枚
玉ねぎ …… 1/4個
セロリ …… 1/2本
ミックスビーンズ（蒸し豆） …… 30g
トマトジュース（無塩）
…… 200mℓ
塩 …… 小さじ1/4弱
こしょう…少々

作り方

1 ベーコンは1cm幅に切る。玉ねぎ、セロリは1cm角に切る。
2 鍋に水400mℓ（分量外）を入れ、蓋をしてひと煮立ちさせる。1、もち麦を加え、弱めの中火で約15分、もち麦に火が通るまで煮る。
3 ミックスビーンズ、トマトジュースを加えてひと煮立ちしたら1～2分煮る。火を止め、みそ玉、塩、こしょうを加えて味を調える。好みでドライパセリを振る。

ポイント

健康志向の高まりで大人気の食材、もち麦。水溶性の食物繊維が白米の約25倍も含まれており、血糖値の急激な上昇を抑えてくれます。なお、手順2では、鍋の蓋を少しずらした状態でもち麦を煮ます。

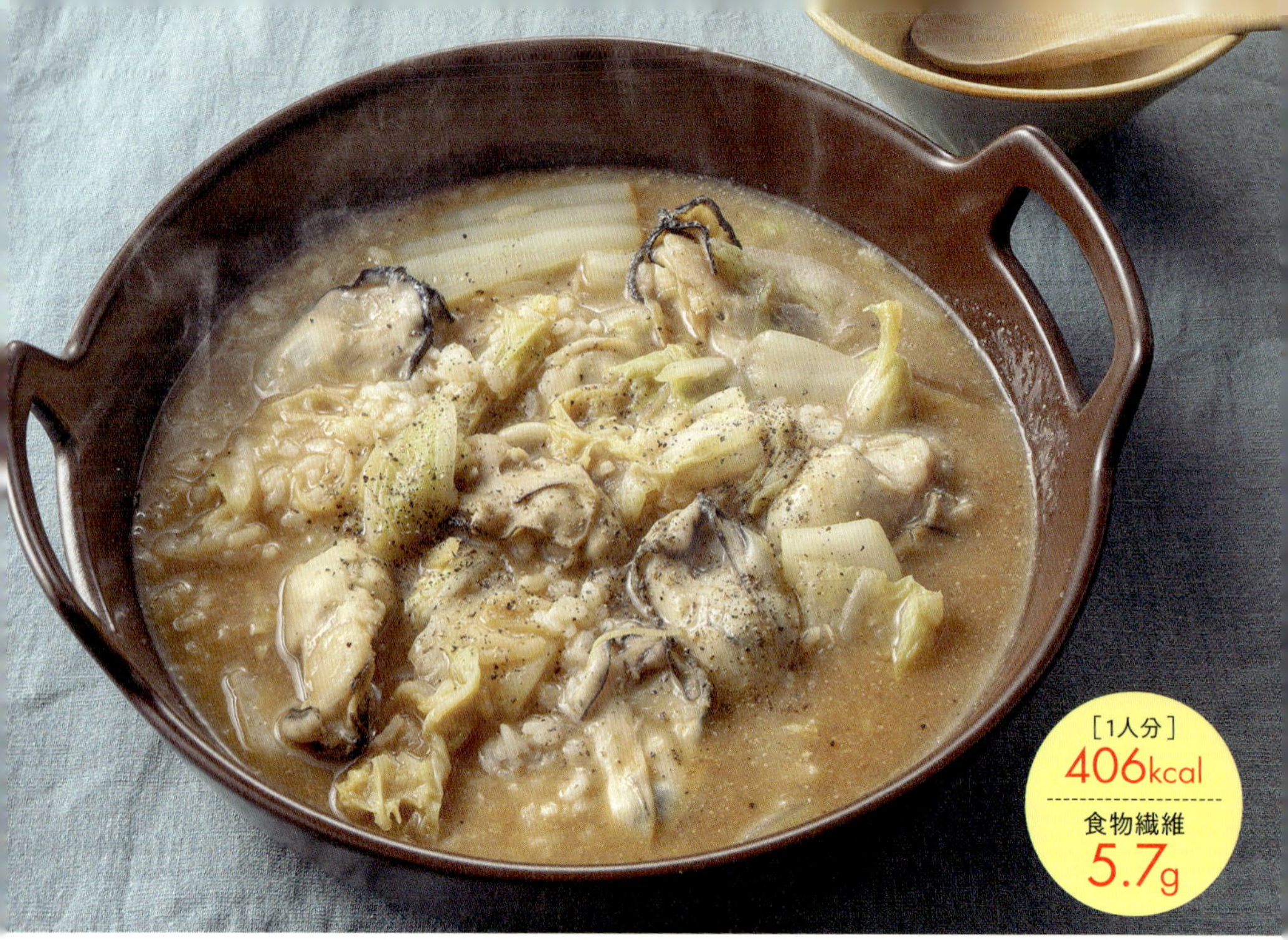

［1人分］
406kcal
食物繊維
5.7g

かきの栄養がにじみ出たスープも全部いただきます！

かきと白菜のとろっと雑炊風

疲労回復

材料（1人分）

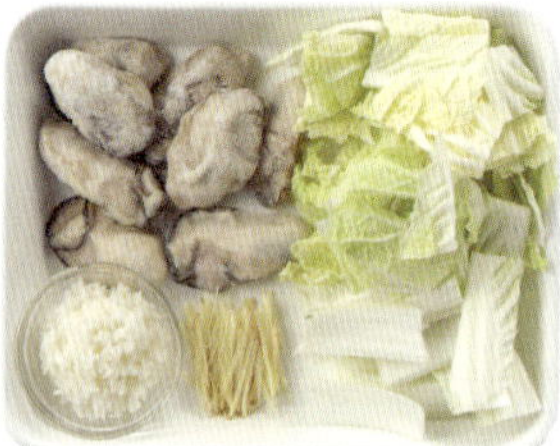

長生きみそ玉 2個
ご飯 80g
かき（冷凍）...... 200g
白菜 200g
しょうが 2かけ
酒 大さじ1
片栗粉 小さじ2
こしょう ...... 少々

作り方

1 白菜は4～5cm幅のざく切りにし、全体に片栗粉をまぶしておく。しょうがは太めのせん切りにする。
2 鍋に水2/3カップ（分量外）、酒、凍ったままのかき、1を入れ、蓋をしてひと煮立ちさせる。弱火にし、全体が少ししんなりとするまで上下を返しながら加熱する。
3 ご飯を加え、ときどき混ぜながら全体に火を通す。全体がとろっとしてきたら火を止め、みそ玉を加えて溶かす。こしょうを振る。

ポイント

「海のミルク」と呼ばれるかきは、必須ミネラルの亜鉛や鉄などのミネラル、タウリン、疲労回復に必要なビタミンB_{12}などが豊富に含まれています。

手羽先肉には旨味と
美肌作用のナイアシン

お手軽サムゲタン風

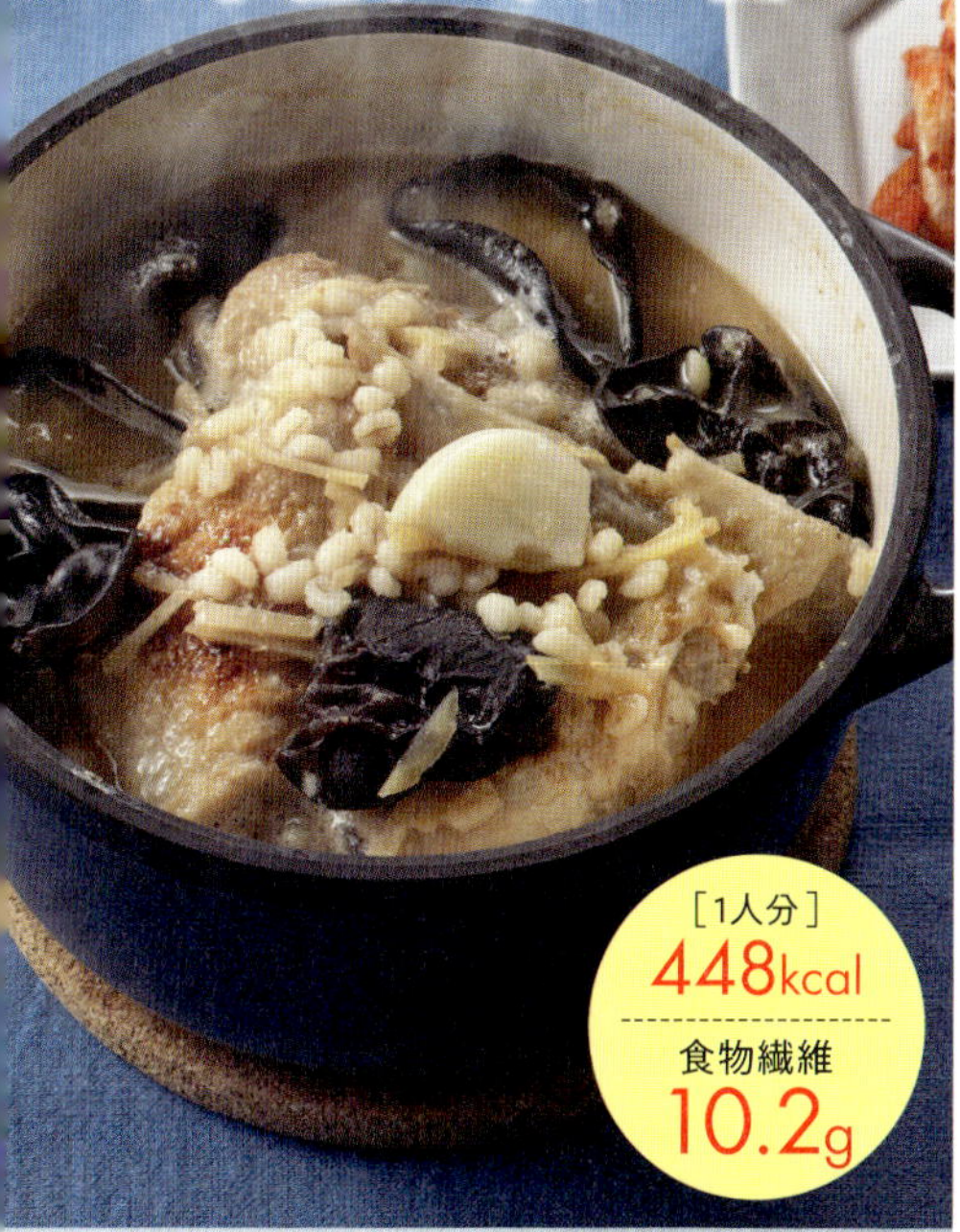

［1人分］
448kcal
食物繊維
10.2g

美肌効果

材 料（1人分）

長生きみそ玉 2個
もち麦 ...... 大さじ2（26g）
鶏手羽先肉 3本
きくらげ（乾燥） ...... 大さじ1（5g）
白菜キムチ ...... 適量
にんにく 1かけ
しょうが 2かけ
ごま油 小さじ1

作り方

1 にんにくは包丁の背などで叩いて潰す。鶏手羽先肉は手羽中と手羽先に切りわける。しょうがは太めのせん切りにする。
2 鍋にごま油を熱し、鶏肉を入れて焼き色をつけ、水600mℓ（分量外）、しょうがを加えてひと煮立ちさせる。
3 もち麦、きくらげを入れて約15分、もち麦が好みのかたさになるまで煮る。火を止め、みそ玉を加えて溶かす。キムチとともにいただく。

さっぱりたんぱく質の共演

冷や汁

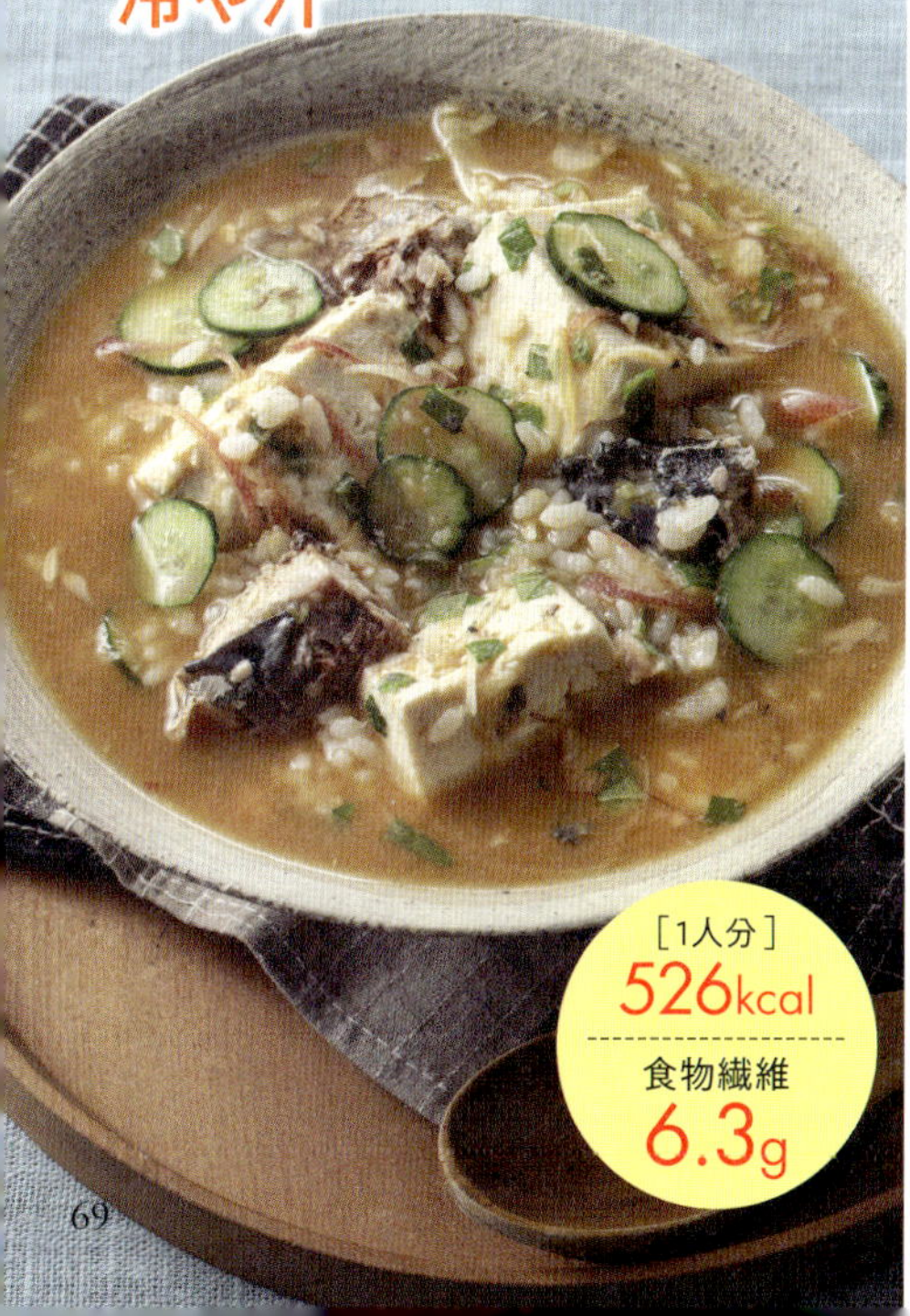

［1人分］
526kcal
食物繊維
6.3g

血流アップ

材 料（1人分）

ご飯 80g
さば水煮缶 ...... 小1缶（150g、うち固形量90g）
木綿豆腐 150g
きゅうり 1本
しその葉 2枚
みょうが 2個

A
長生きみそ玉 1個
すりごま 大さじ2
しょうゆ 大さじ1/2
水 300mℓ

作り方

1 きゅうりは小口切りにする。しその葉は粗みじん切り、みょうがは縦半分に切って斜め薄切りにする。ご飯は水で洗い、ザルなどにあけて水気を切る。
2 ボウルにA、さば水煮缶を汁ごと、大きくちぎった豆腐を入れる。1をすべて入れて混ぜ合わせる。
3 できれば、30分以上冷蔵庫に置き、味をなじませてからいただく。

ちゅるりと食べられる餃子の皮が満腹中枢を刺激

耳うどん風みそ汁

美肌効果

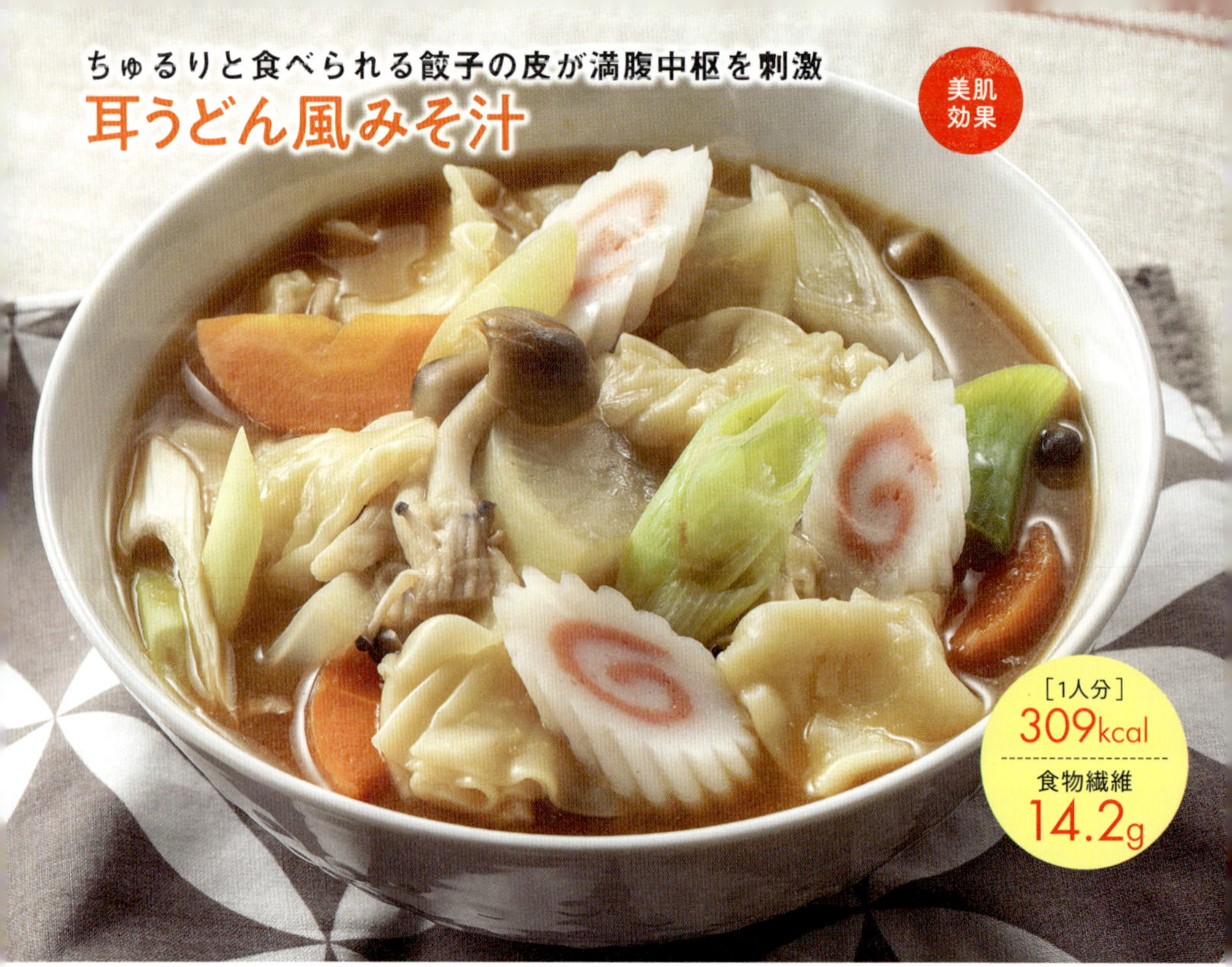

［1人分］
309kcal
食物繊維
14.2g

材料（1人分）

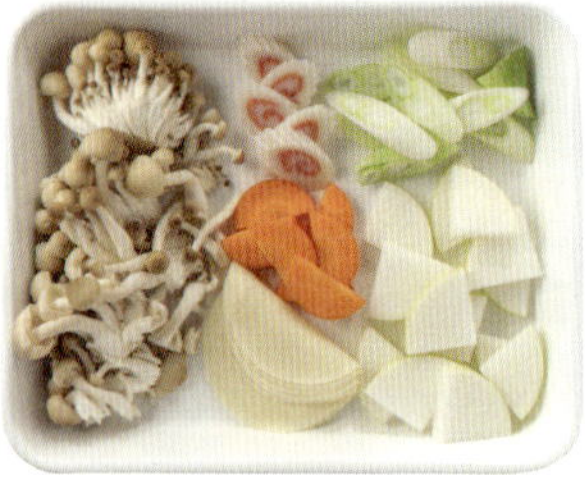

長生きみそ玉 2個
餃子の皮 10枚
なると 30g
大根 100g
にんじん 1/5本
しめじ ...... 1パック（200g）
長ねぎ 1/2本
しょうゆ 小さじ1

a

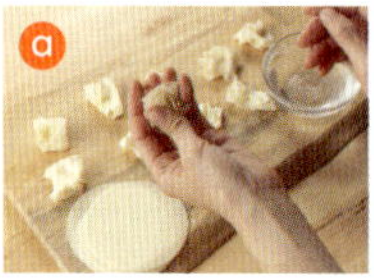

作り方

1 大根は8㎜厚さのいちょう切り、にんじんは8㎜厚さの半月切りにする。しめじは石づきを取り除いてほぐす。なると、ねぎは斜め切りにする。

2 餃子の皮は水少々（分量外）で湿らせ、手で握ってわんたんのような形にする（a）。

3 鍋に水300㎖（分量外）、大根、にんじん、しめじを入れて蓋をしてひと煮立ちさせてから4～5分煮る。なると、ねぎ、2を加え、1～2分加熱して火を通す。火を止め、みそ玉を加えて溶かしてしょうゆで味を調える。

ポイント

にんじんの表面は洗えばすぐに食べられます。中心部分の2.5倍のβ-カロテン、ポリフェノールが4倍も含まれています。前者には、美肌作用があるともいわれます。

豆苗をそうめんに絡ませて

豆苗マシマシ温麺風

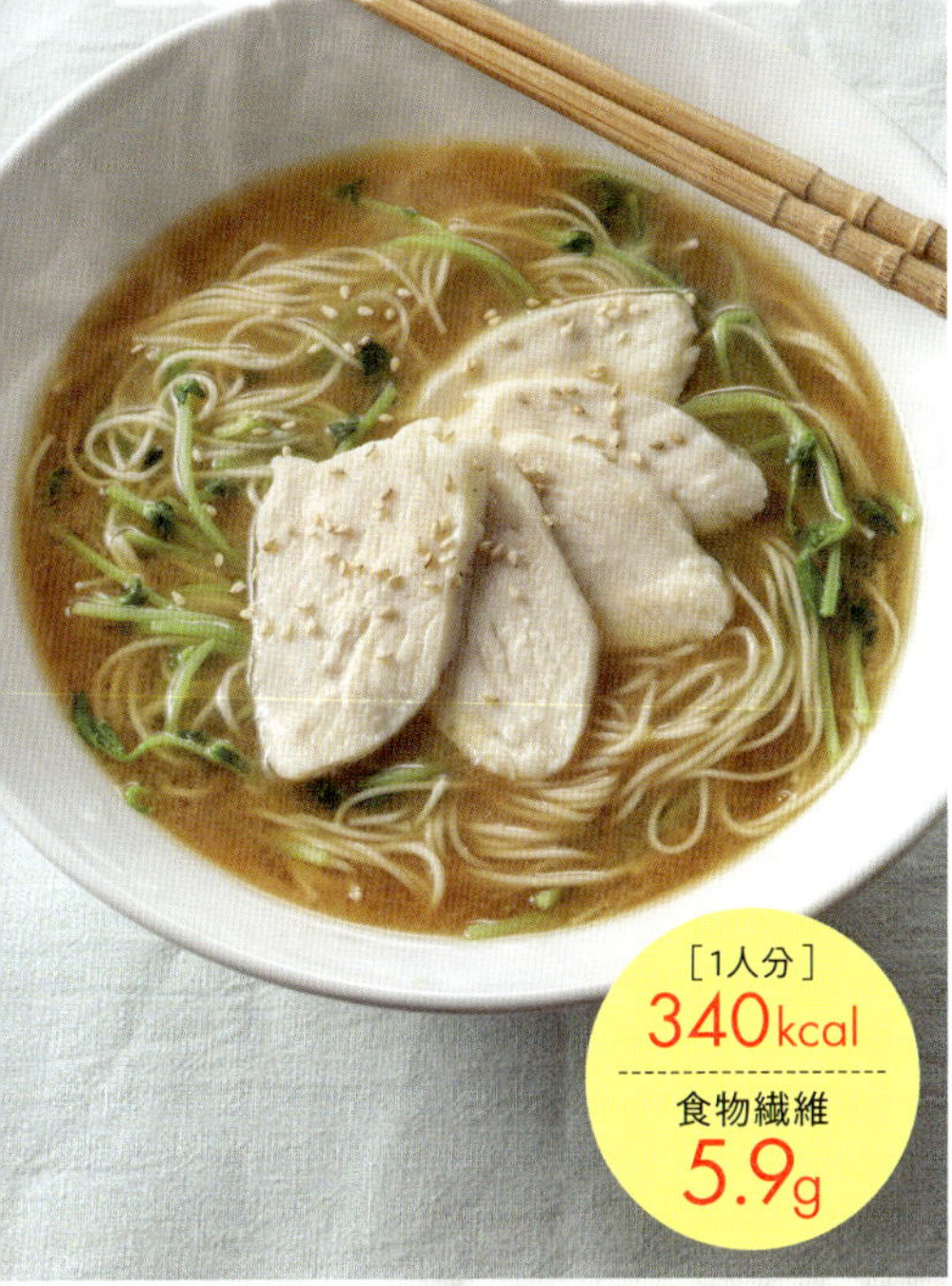

［1人分］
340kcal
食物繊維
5.9g

筋力アップ

材料（1人分）

長生きみそ玉 2個
そうめん ...... 1束（50g）
サラダチキン（プレーン味） 50g
豆苗 1袋
白だし（10倍濃縮） 小さじ2
ごま ...... 少々

作り方

1 サラダチキンは薄切りにし、豆苗は根を切り落とす。
2 鍋に水500mℓ（分量外）をひと煮立ちさせ、そうめん、豆苗を全体が湯に浸かるように入れる。
3 火を止め、みそ玉を入れて溶かし、白だしで味を調える。サラダチキンをのせ、ごまを振る。

長生きみそ玉がつけつゆに

ピリ辛豆腐みそのつけそば

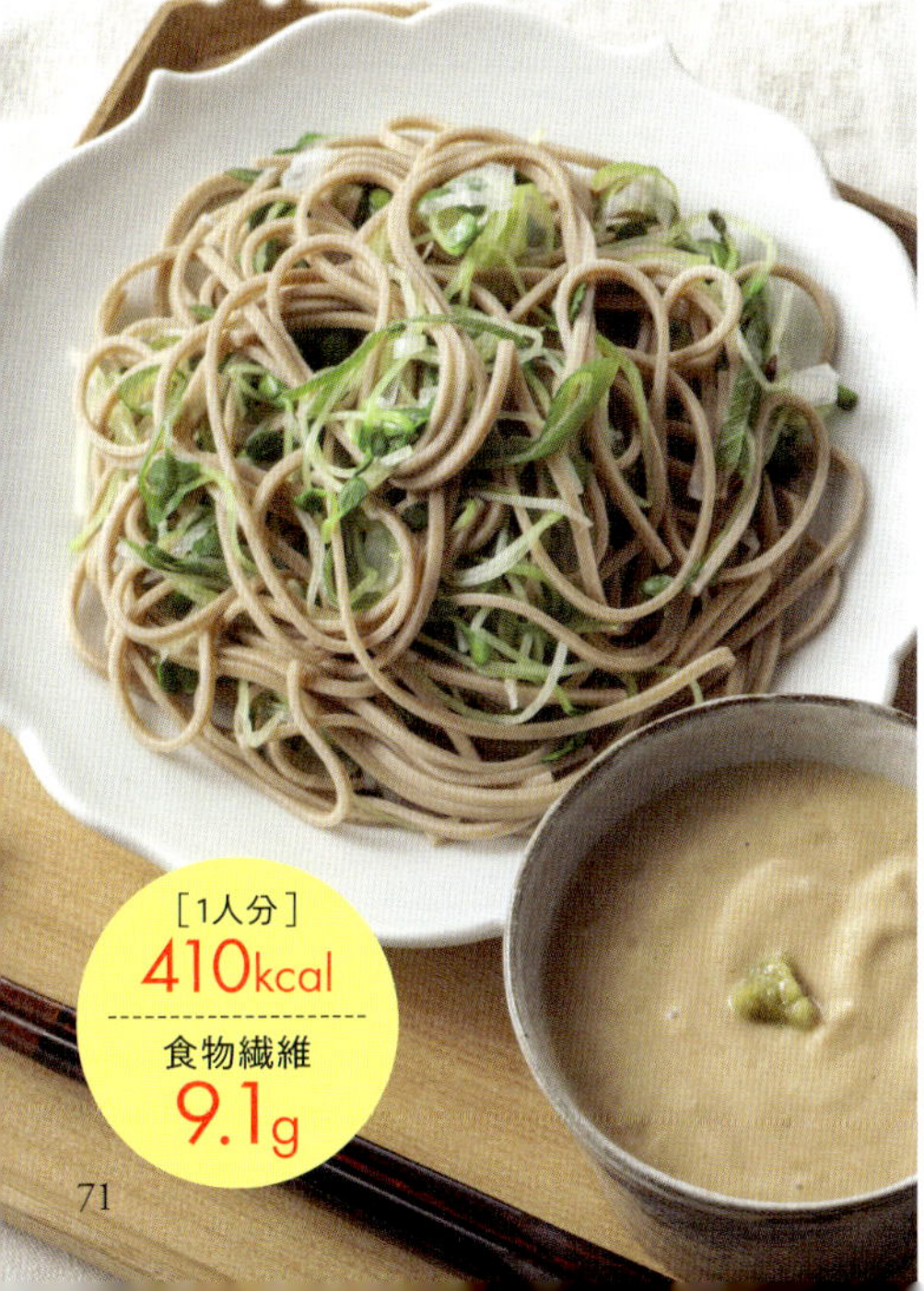

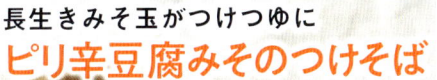

［1人分］
410kcal
食物繊維
9.1g

材料（1人分）

長生きみそ玉 2個
そば ...... 1/2束（50g）
かいわれ大根 1パック
長ねぎ 1本

A
絹ごし豆腐 100g
おろししょうが 小さじ1/2
ごま 大さじ1
一味唐辛子 ...... 適量
水 2/3カップ

血流アップ

作り方

1 かいわれ大根は根を切り落とす。ねぎは斜め薄切りにする（青い部分も使う）。
2 つけ汁をつくる。ミキサーにみそ玉、Aを入れて攪拌《かくはん》する。
3 鍋に熱湯を沸かし、そばを茹《ゆ》でる。パッケージの表示茹で時間の残り1分になったらねぎを加えて茹でる。火を止め、かいわれを加えてさっと混ぜ、水でしっかりと洗って水気を切る。好みでわさびを添える。

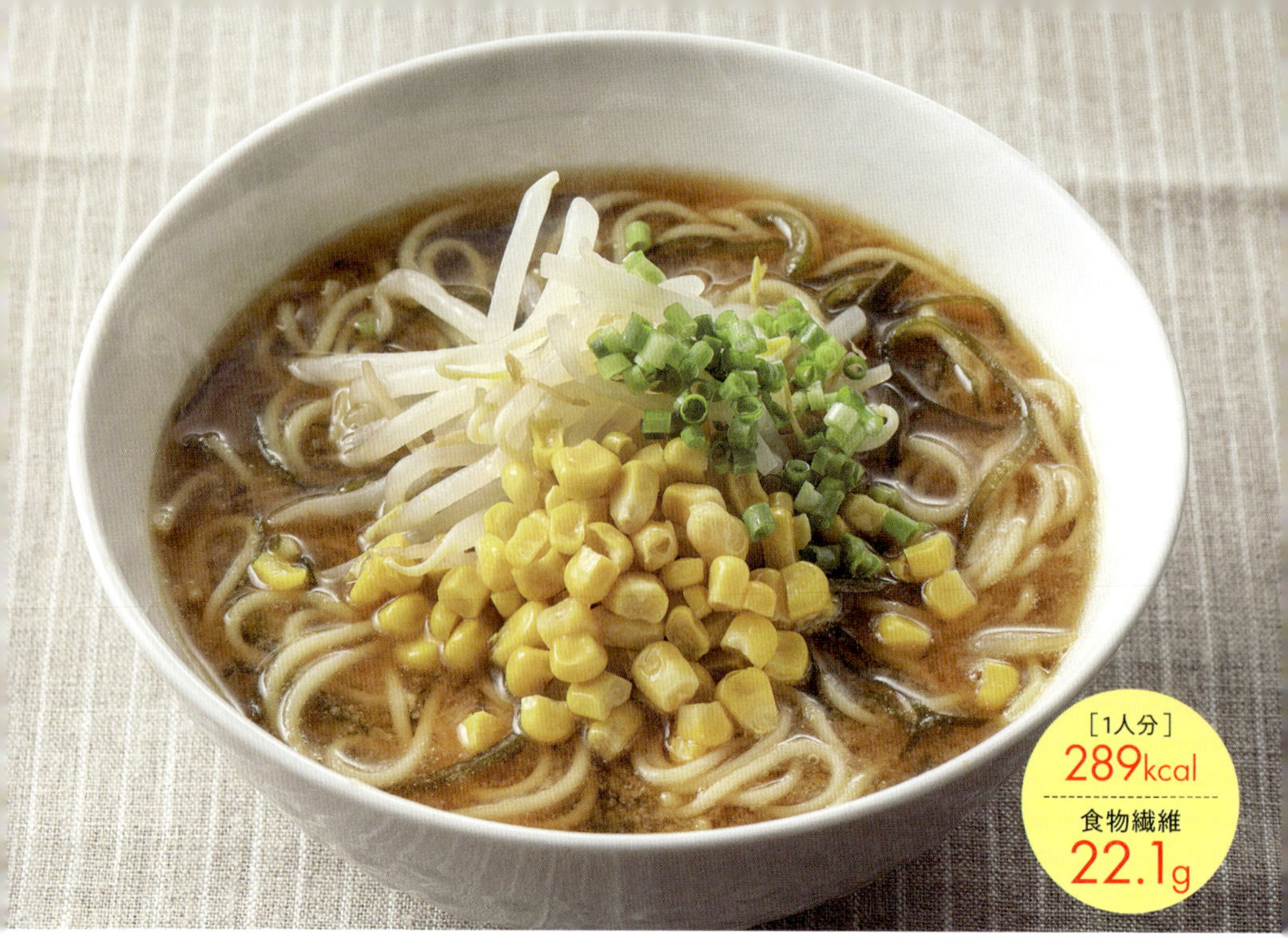

［1人分］
289kcal
食物繊維
22.1g

最新のヘルシー食材を積極活用

もやしとコーンのみそラーメン風

便秘解消

材料(1人分)

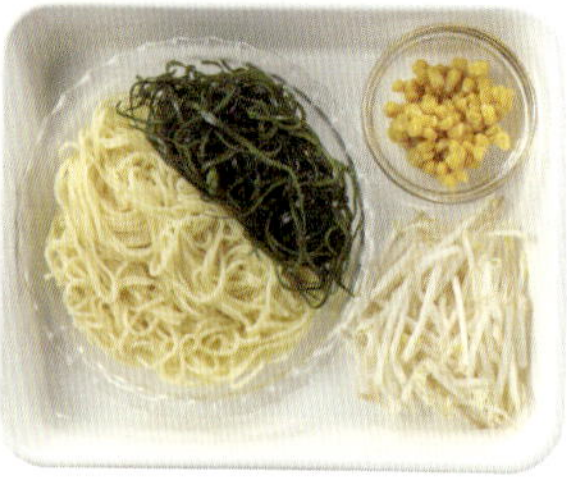

長生きみそ玉 3個
糖質ゼロ麺(丸麺) ...... 1袋(180g)
もやし 50g
切り昆布(生) 100g
コーン 大さじ2
おろしにんにく 小さじ1
しょうゆ 小さじ1
バター 10g

作り方

1 耐熱容器にもやしを入れ、ラップをかけて電子レンジで30秒加熱する。
2 鍋におろしにんにく、水400mℓ(分量外)を入れ、蓋をしてひと煮立ちさせる。麺、昆布を加え、再びひと煮立ちしたら火を止めて、みそ玉、しょうゆ、バターを加えて味を調える。
3 器に盛り、コーン、もやしをのせる。好みで小ねぎの小口切りを振る。

ポイント

近年の糖質制限ダイエットブームの影響で、糖質ゼロの麺類が発売されています。原材料はこんにゃくやおからなど。このレシピは炭水化物をコーンで補います。また、麺に切り昆布をまぜてかさ増し。食物繊維の量もアップしています。

ヘルシー和食材をこの味で♪

牛肉とセロリのアジアンヌードル風

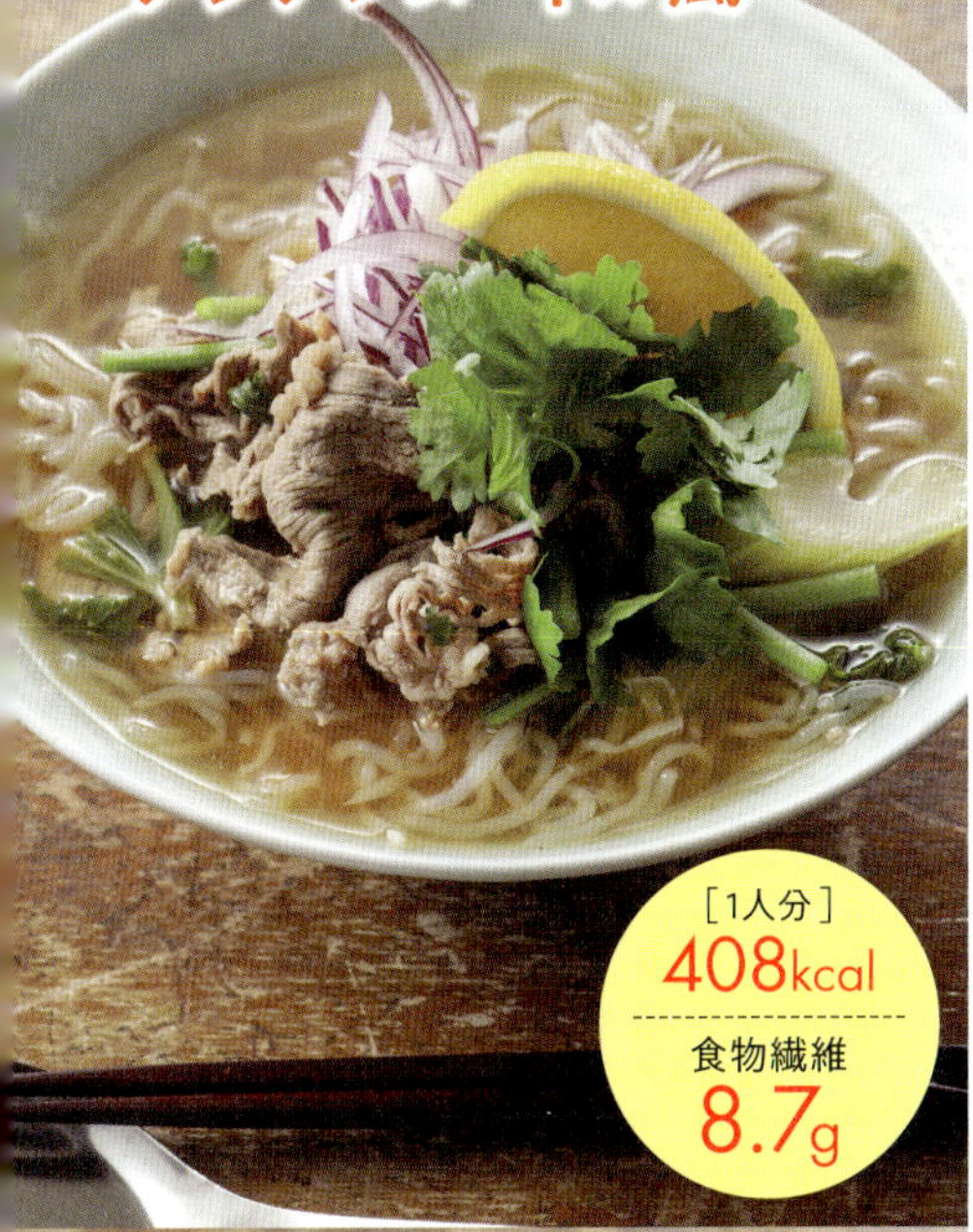

［1人分］
408kcal
食物繊維
8.7g

ストレス解消

材料（1人分）

長生きみそ玉 …… 1個
しらたき …… 200g
牛こま切れ肉 …… 100g
セロリ …… 1/2本
紫玉ねぎ …… 1/4個
パクチー …… 3本
ナンプラー …… 大さじ1
こしょう …… 少々
レモン…適量

作り方

1 セロリは筋を取り除いて1cm幅の斜め切りにし、葉も同じように切る。玉ねぎは薄切りにする。パクチーは1cm長さのざく切りにする。
2 鍋に油をひかずに水気を切ったしらたきを入れ、水分が飛ぶまで乾煎りする。水400mℓ（分量外）を加え、ひと煮立ちしたら牛肉、セロリを入れてアクを取り除きながら2～3分煮る。
3 火を止め、みそ玉を入れて溶かし、ナンプラー、こしょうで味を調える。好みで塩を加えてもOK。玉ねぎ、パクチーをのせ、レモンを添える。

きゅうりでかさまし！

韓国風くずきり冷麺

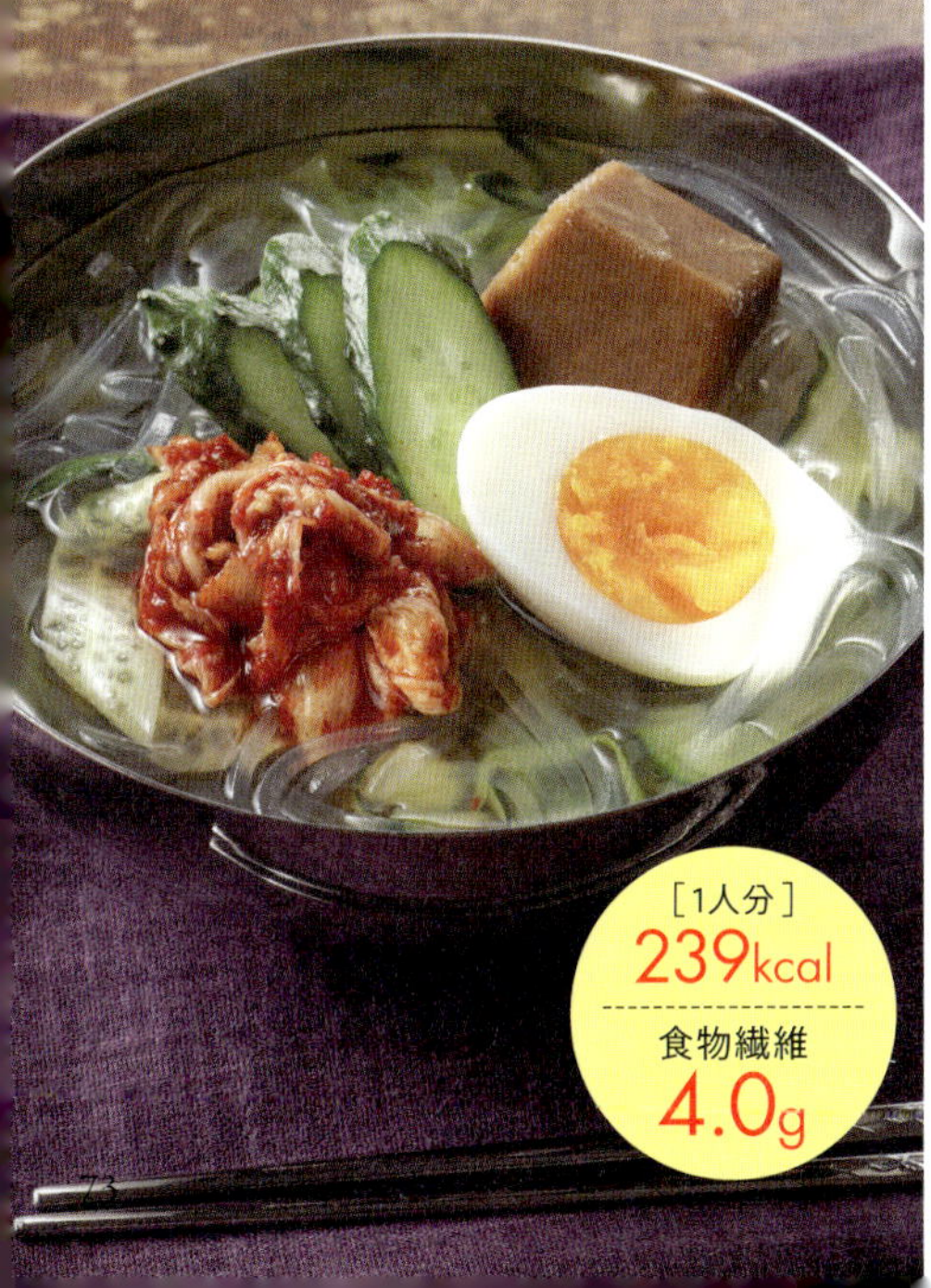

［1人分］
239kcal
食物繊維
4.0g

材料（1人分）

長生きみそ玉 …… 1個
生くずきり …… 180g
ゆで卵 …… 1/2個
きゅうり …… 1本
白菜キムチ …… 30g

A
白だし（10倍濃縮） …… 大さじ2
りんご酢 …… 小さじ2
水 …… 300mℓ

腸内環境を整える

作り方

1 きゅうりは飾り用に2～3枚斜め薄切りにし、残りはピーラーでスライスして水気を切ったくずきりと混ぜて器に盛る。
2 1に混ぜ合わせたAを加え、きゅうりの薄切り、キムチ、みそ玉、ゆで卵をのせる。みそ玉を混ぜ溶かしながらいただく。

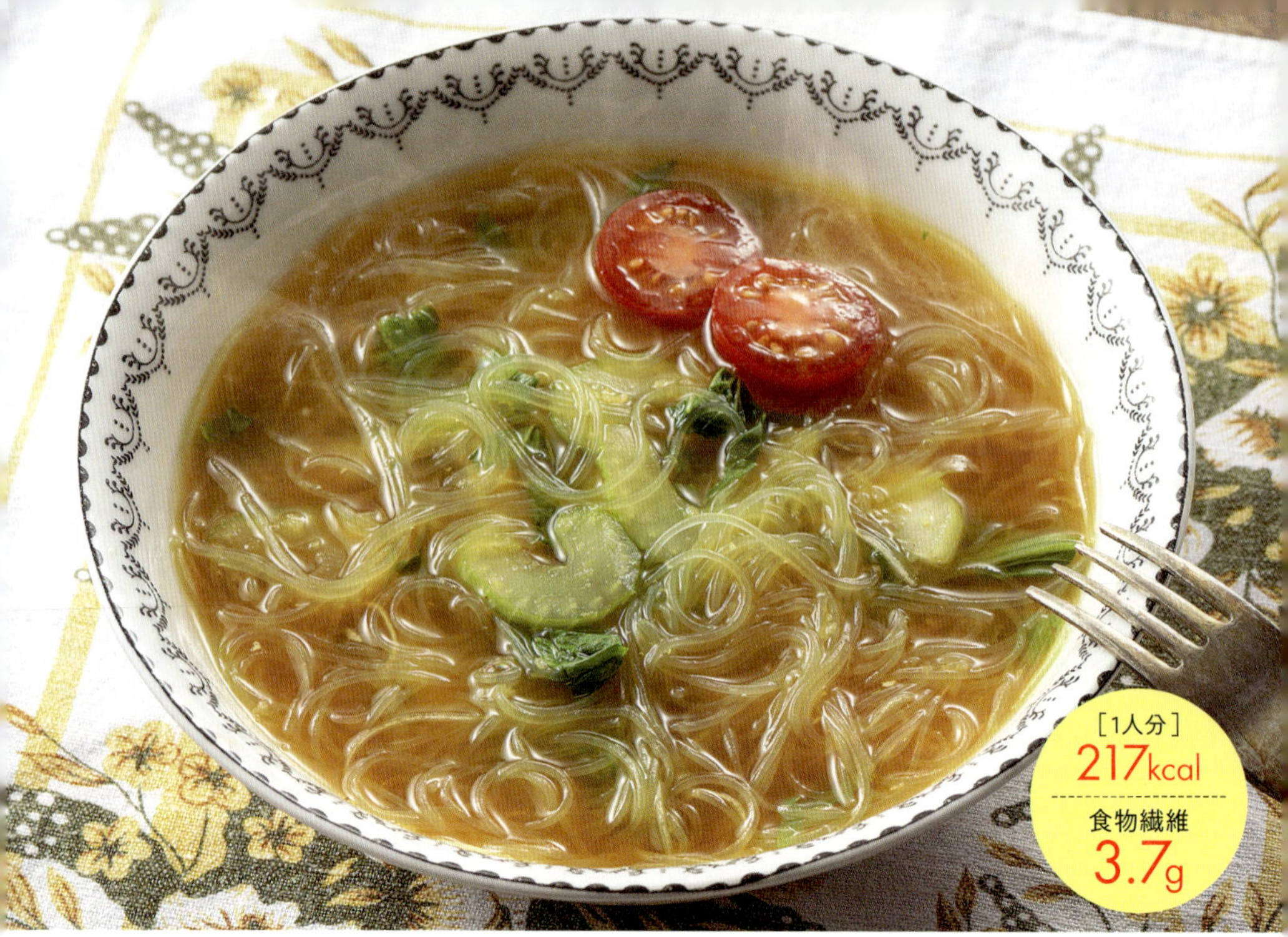

［1人分］
217kcal
食物繊維
3.7g

スープジャーに入れてお弁当にも！

注ぐだけ！春雨スープカレー

疲労回復

材料（1人分）

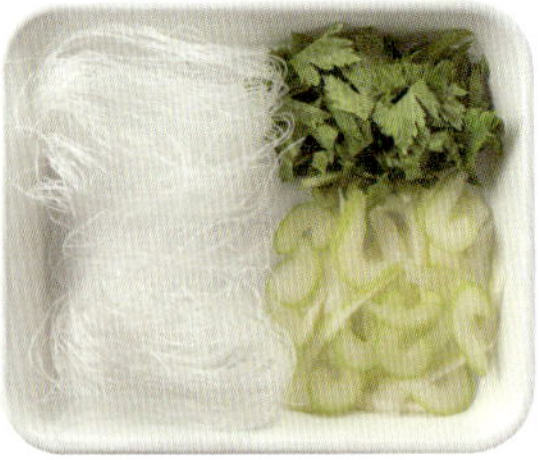

長生きみそ玉 …… 1個
春雨 …… 40g
セロリ …… 1/2本
おろししょうが、おろしにんにく …… 各少々
カレー粉…小さじ1
はちみつ …… 小さじ1
塩 …… 小さじ1/3

作り方

1. セロリは筋を取り除き、斜め薄切りにする。葉は1cm幅のざく切りにする。
2. 器にすべての材料、熱湯400mℓ（分量外）を入れ、ラップをかけて5分くらい保温する（途中で全体を混ぜる）。好みでミニトマトをのせる。

ポイント

セロリの香り成分、アピインには神経の鎮静効果が期待できます。また、むくみを取る効果があるカリウムが多く含まれているのも嬉しいです。

モニター人気No.1

豆腐たっぷり！スンドゥブ風

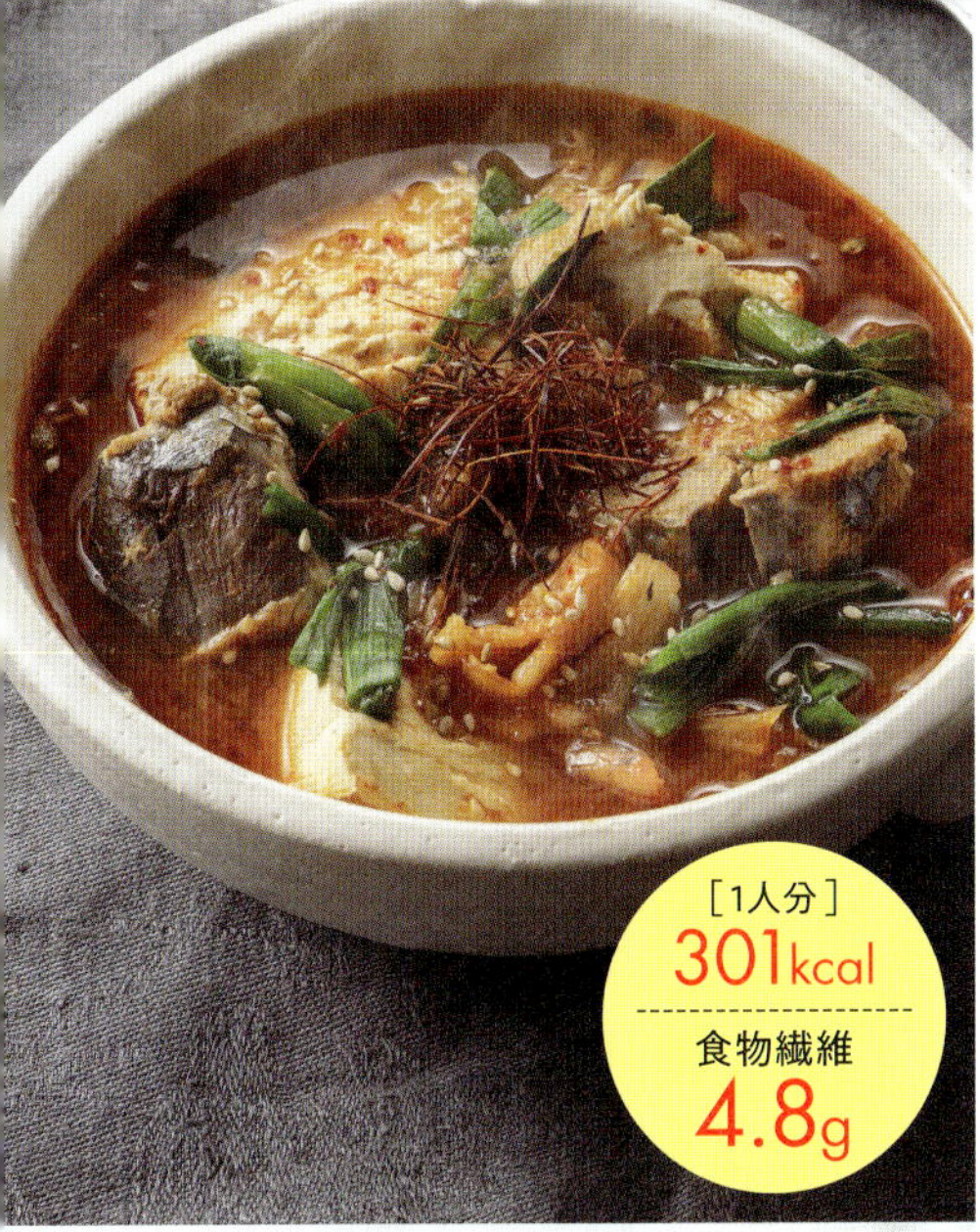

［1人分］
301kcal
食物繊維
4.8g

筋力アップ

材料（1人分）

長生きみそ玉 1個
木綿豆腐 150g
さば水煮缶
...... 小1缶（150g、うち固形量90g）
にら 30g
白菜キムチ 80g

作り方

1 豆腐は大きくちぎる。にらは2cm長さに切る。
2 鍋にキムチ、水200mℓ（分量外）を入れ、蓋をしてひと煮立ちさせる。豆腐、さば缶を加え、約1分煮る。
3 火を止め、みそ玉、にらを加える。好みで糸唐辛子、ごまを添える。

ごろごろ野菜を電子レンジでチン♪

煮込まない野菜のポトフ風

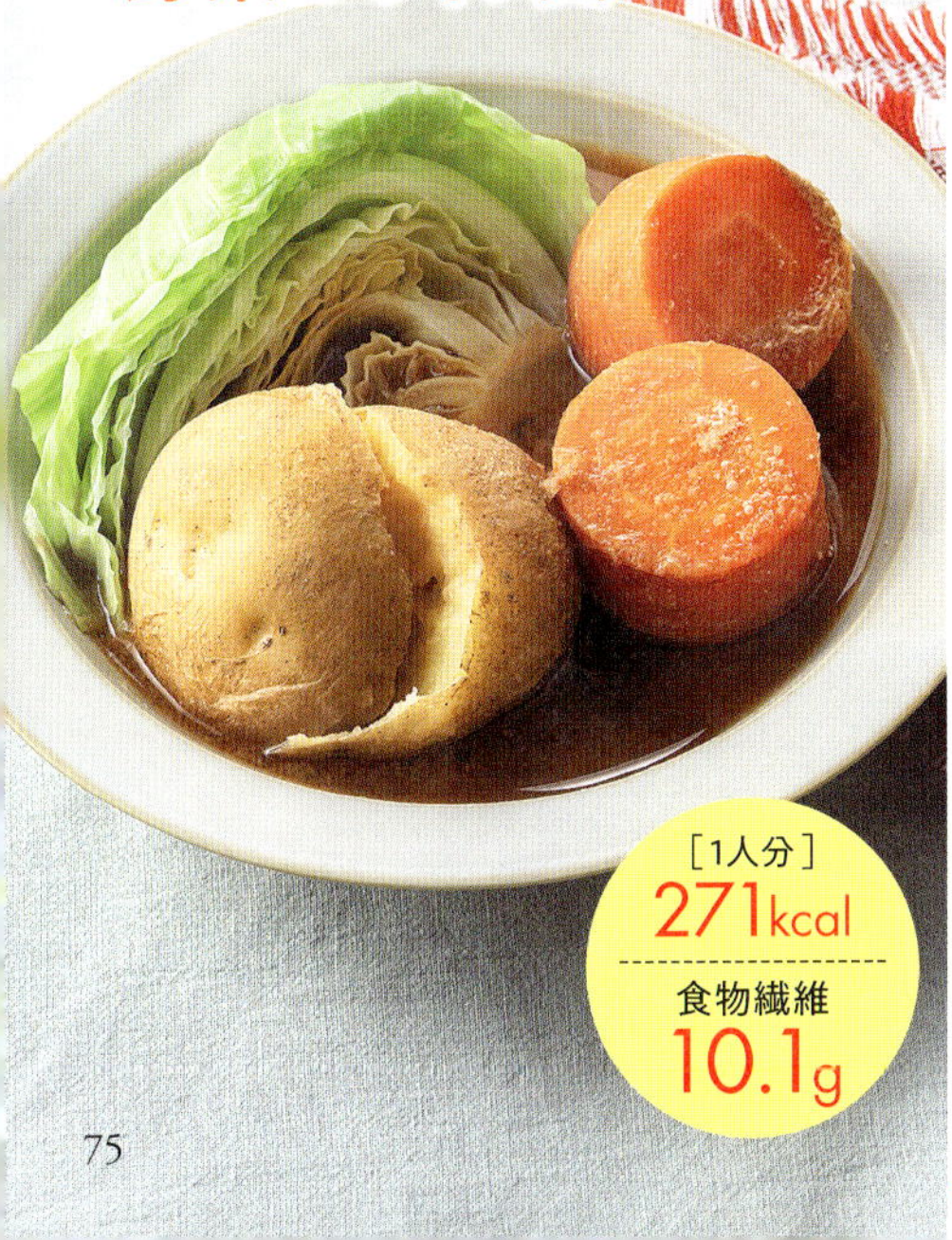

［1人分］
271kcal
食物繊維
10.1g

美肌効果

材料（1人分）

長生きみそ玉 2個
じゃがいも 1個
にんじん 1/2本
キャベツ 200g
ドライハーブ ...... 適量
塩、こしょう ...... 各少々

作り方

1 じゃがいもは皮つきのままラップで包み、電子レンジで2分加熱する。裏返して再び2分加熱し、火を通す。にんじんは半分の長さに切り、耐熱容器に入れてラップをかけ、電子レンジで3〜4分加熱して火を通す。キャベツは耐熱容器に入れ、ラップをかけて電子レンジで2分加熱する。
2 鍋に1、水200mℓ（分量外）を入れてひと煮立ちさせる。
3 火を止め、ドライハーブ、みそ玉を入れて溶かし、塩、こしょうで味を調える。

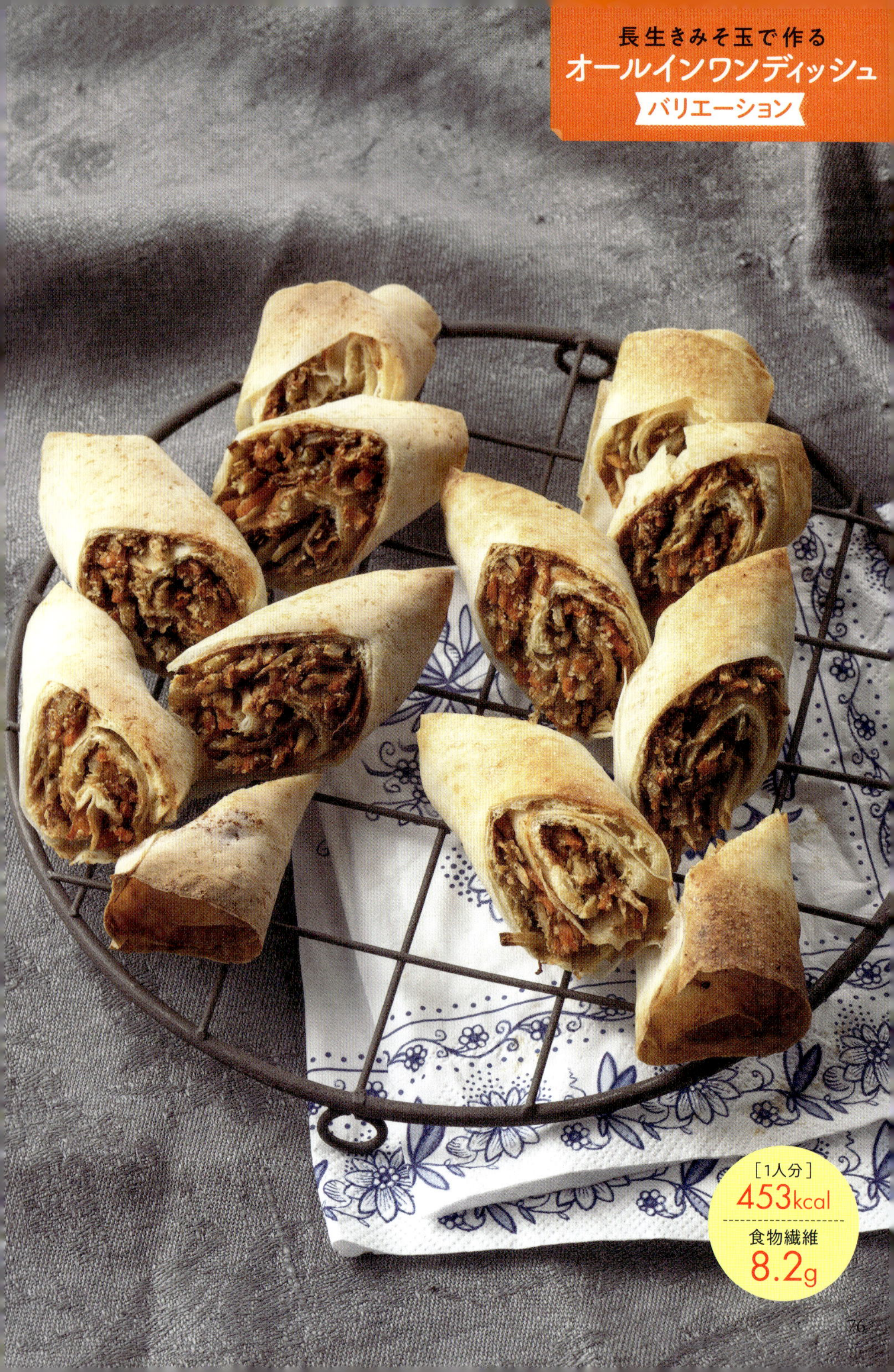

［1人分］
453kcal
食物繊維
8.2g

腸内環境を整える

きんぴらごぼうをサクサク食べられる！

すぐできるきんぴらエビ

材料（1人分）

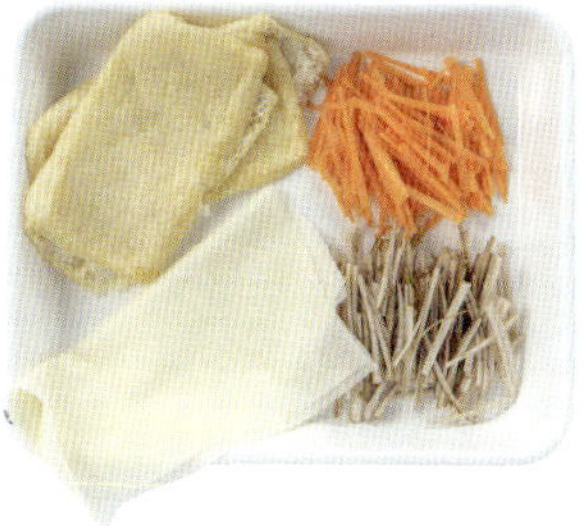

春巻きの皮 …… 2枚
ごぼう …… 50g
にんじん …… 1/5本
油揚げ …… 2枚
A
長生きみそ玉 …… 1個
砂糖 …… 小さじ1/2
みりん …… 小さじ1
すりごま …… 大さじ2
B 薄力粉、水 …… 各小さじ1/2

作り方

1 きんぴらごぼうを作る。ごぼうは泥を落として細切り、にんじんは細切りにする。ともに耐熱容器に入れ、ラップをかけて電子レンジで2分加熱する。Aを加え、ラップをかけずに電子レンジで30〜40秒加熱してから、みそ玉がなじむまでよく混ぜ合わせる。
2 油揚げをキッチンペーパーではさみ、上から押さえて油を取り、包丁で切り込みを入れて開く。
3 乾いたまな板かラップの上に春巻きの皮を置き、奥側に合わせたBを塗る（a）。油揚げ、1をのせて手前からくるくると巻き、巻き終わりをBでしっかりととめる（b）。
4 アルミホイルやオーブンシートに、3を巻き終わりを下にしてのせる。はさみで春巻きの皮だけを残すように切り込みを入れ、左右に生地をずらしながら成形する（c、d）。
5 トースターで約5分、表面に焼き色がつくまで焼く。

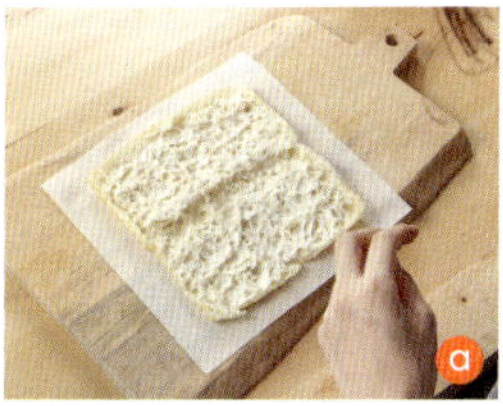

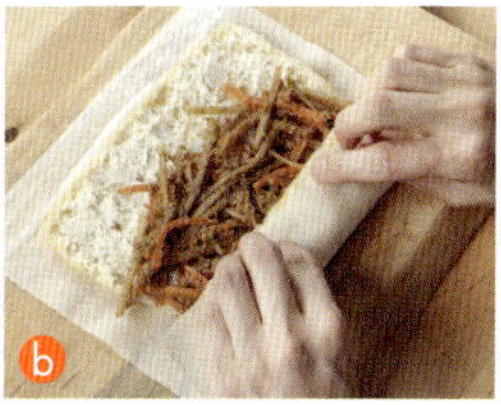

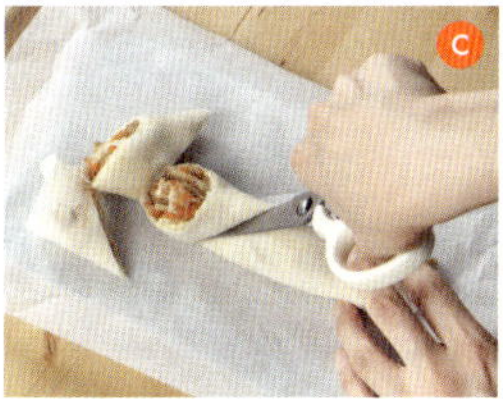

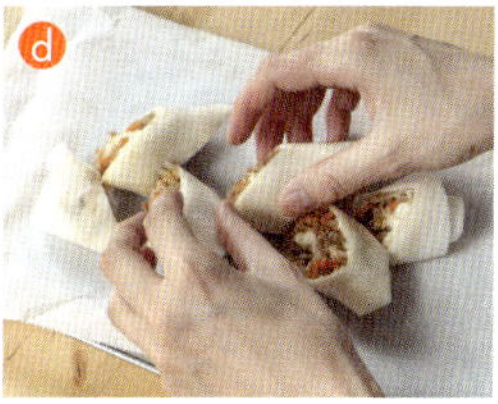

ポイント

ごぼうの皮にたっぷり含まれるクロロゲン酸は、脂肪の蓄積を予防します。そのため、皮はむきません。また、アク抜きでも流出しますので、電子レンジで下ごしらえします。にんじんも皮ごといただきます。皮には、内側の2.5倍のβ-カロテンが含まれているのです。

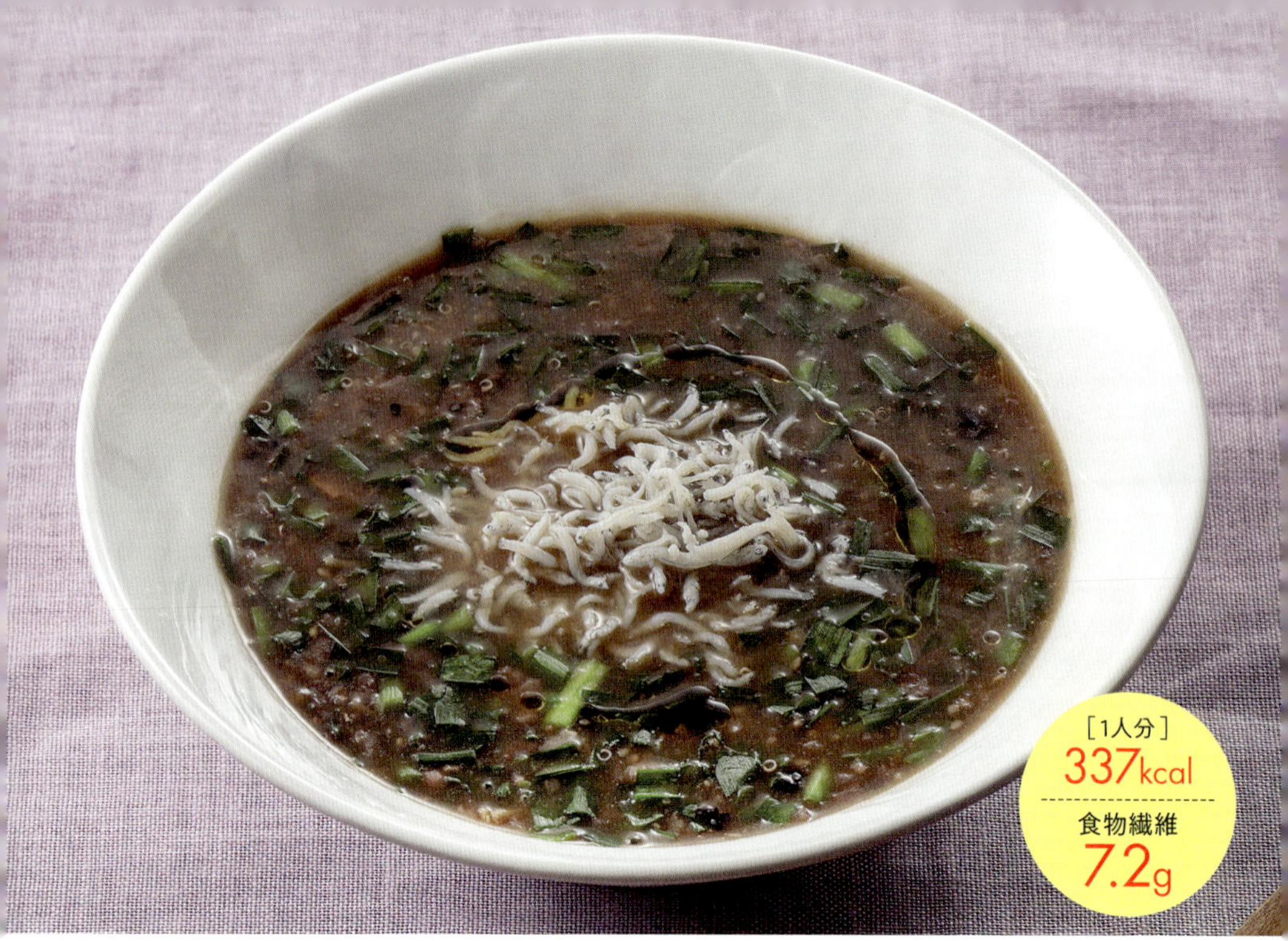

［1人分］
337kcal
食物繊維
7.2g

雑穀米と米少々の健康炭水化物

香味がゆ

腸内環境を整える

材料（1人分）

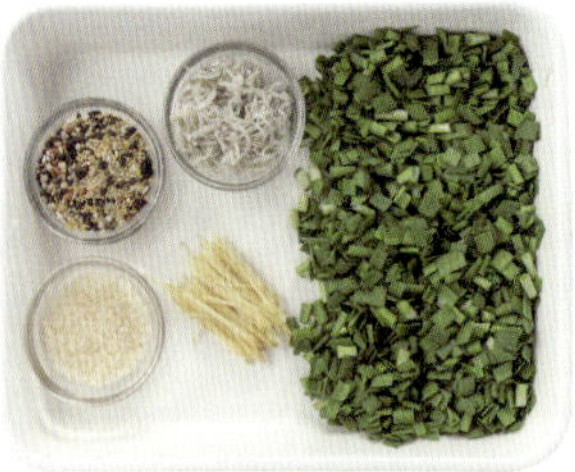

長生きみそ玉 2個
米 ...... 大さじ2（30g）
雑穀米 30g
しらす 大さじ2
にら 1束
しょうが 2かけ

作り方

1 にらは1cm長さに切る。しょうがは太めのせん切りにする。
2 鍋に米、雑穀米、しょうが、水500mℓ（分量外）を入れ、強めの中火でひと煮立ちしたら弱めの中火にして20分煮る。
3 火を止め、みそ玉、にらを加えてざっくりと混ぜる。みそ玉が溶けたら器に盛り、しらすをのせる。

ポイント

米がやわらかいほうが好きなら、手順2で水を足し、煮る時間を延長してもOK。

ご飯は1人分がたった80g

卵と小松菜のチャーハン

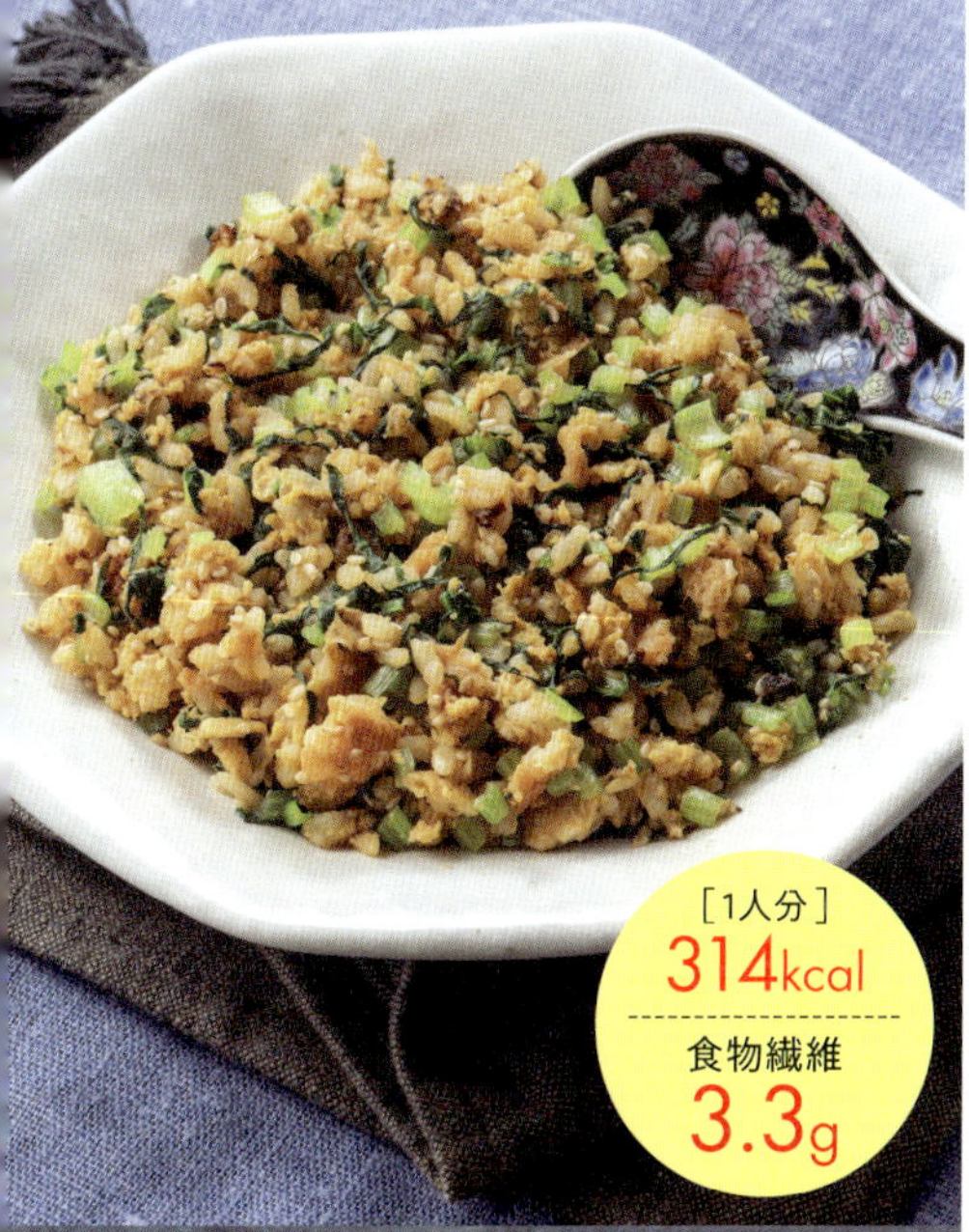

［1人分］
314kcal
食物繊維
3.3g

美肌効果

材料（1人分）

長生きみそ玉 1個
ご飯 80g
卵 1個
小松菜 100g
しょうゆ 小さじ1
こしょう ...... 少々
ごま油 小さじ1

作り方

1 ボウルに卵を割りほぐし、ご飯を加えて混ぜておく。小松菜は粗みじん切りにする。耐熱容器にみそ玉を入れ、電子レンジで10秒くらい加熱して溶かす。
2 フライパンにごま油を入れて熱し、1のご飯を入れてパラパラになるまで炒める。
3 小松菜を加え、しんなりとするまで炒め合わせてみそ玉、しょうゆ、こしょうを加え、味を調える。

「長生きみそ玉」エキスがじゅんわり♪

スモークサーモンとかぶのパングラタン

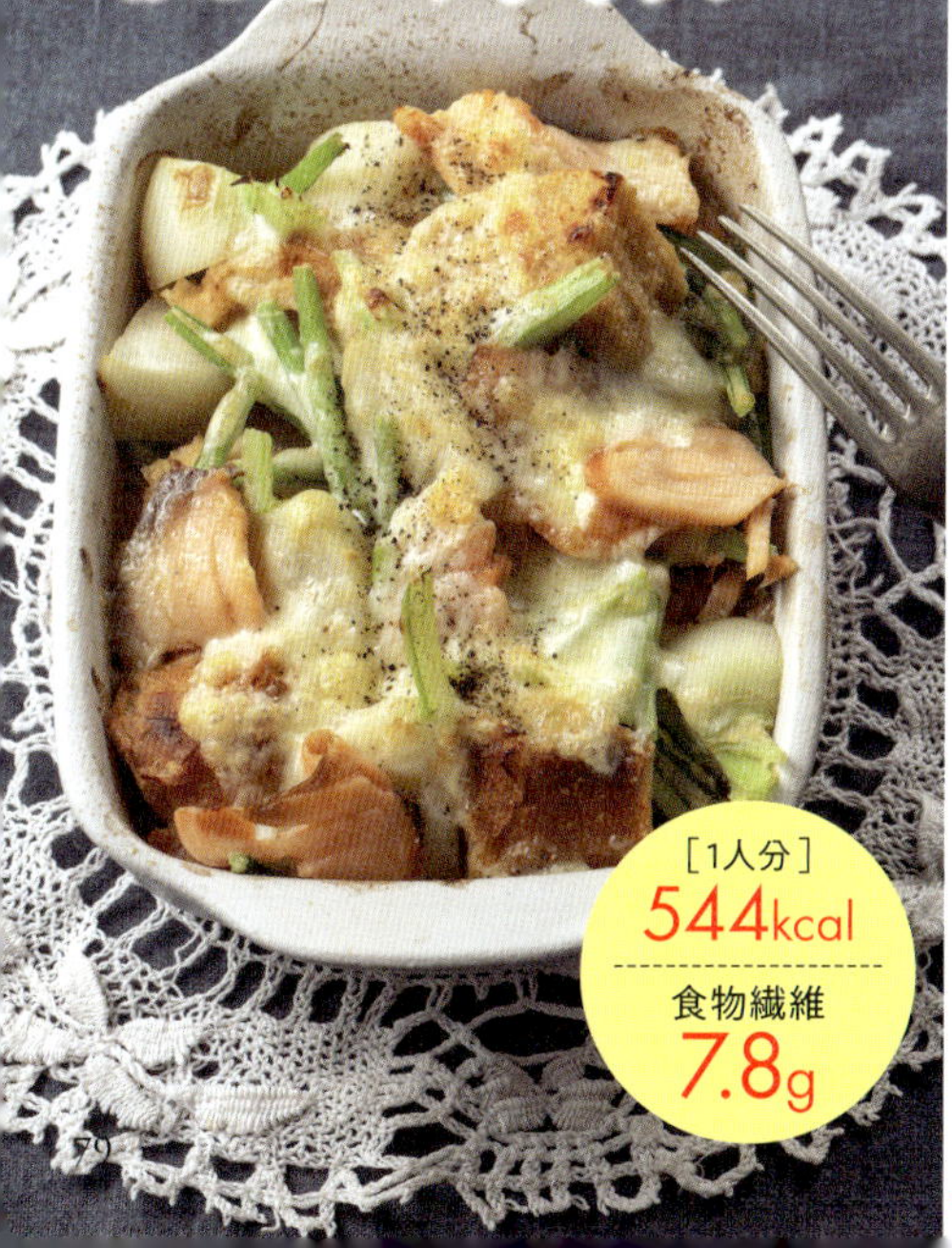

［1人分］
544kcal
食物繊維
7.8g

疲労回復

材料（1人分）

長生きみそ玉 1個
フランスパン ...... 40g（5cm分くらい）
スモークサーモン 70g
かぶ（葉つき） 2株
無調整豆乳 250mℓ
ピザ用チーズ 30g
こしょう ...... 少々

作り方

1 パンは8等分に切り、トースターでカリッとなるまで焼く。かぶは6等分に切り、葉は4cm長さに切る。
2 鍋にかぶ、豆乳を入れ、蓋をして弱めの中火で蒸し煮にする。かぶに火が通ったらみそ玉、サーモン、かぶの葉を加える。みそ玉が溶けたらフランスパンを加え、ざっくりと混ぜながらパンにスープを吸わせる。
3 耐熱容器に2を入れ、チーズを振ってこんがりとするまでトースターで焼く。こしょうを振る。

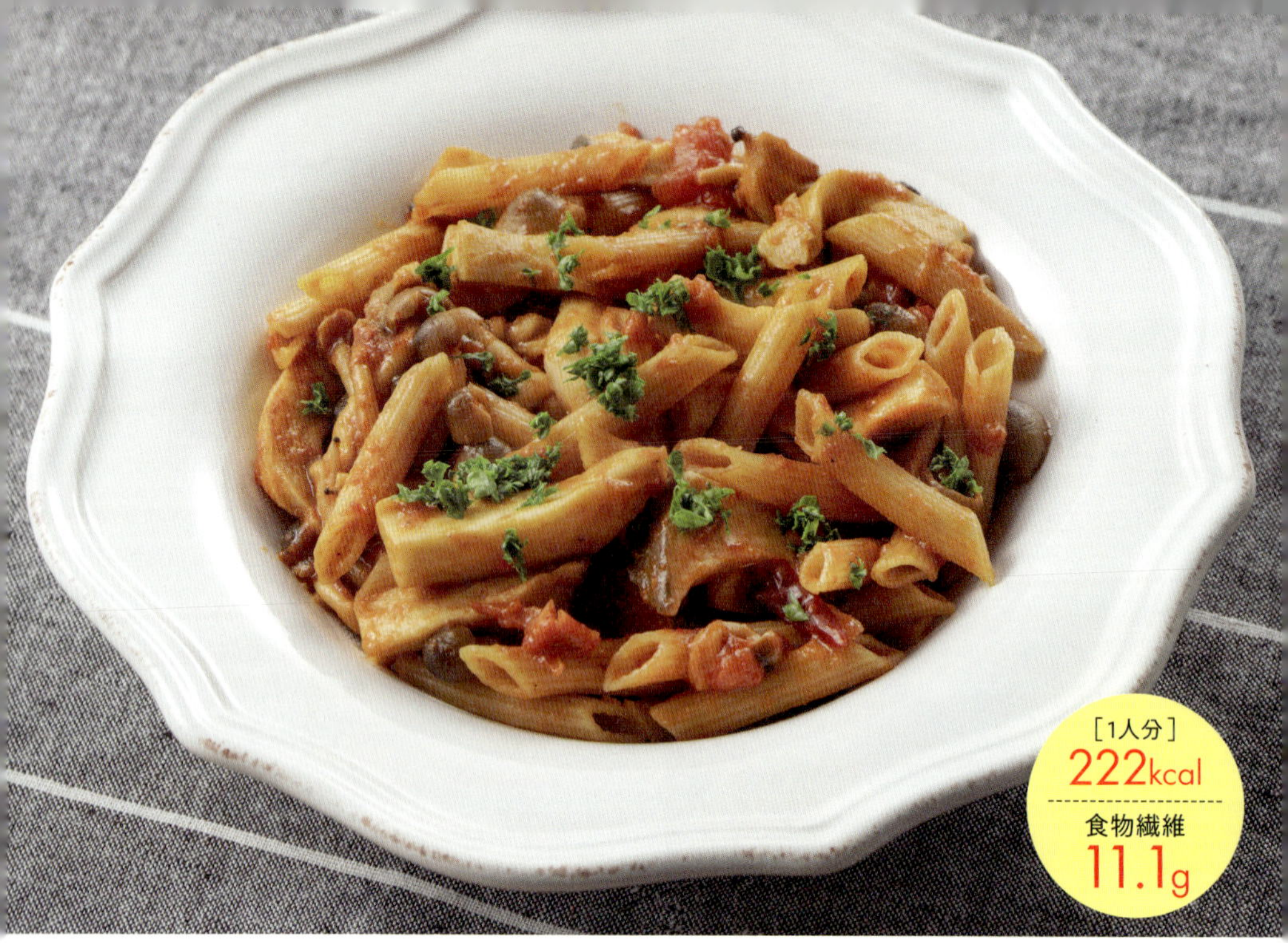

［1人分］
222kcal
食物繊維
11.1g

きのこの食物繊維をたっぷりと♪

きのこのみそペンネ

脂肪燃焼

材料（1人分）

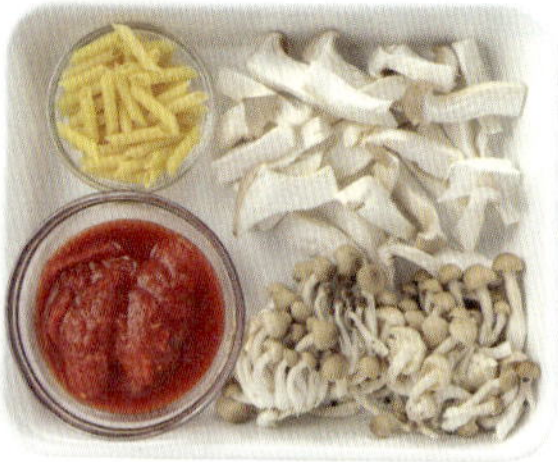

長生きみそ玉 …… 1個
ペンネ（早茹でタイプ3分） …… 30g
エリンギ …… 1パック（100g）
しめじ …… 1/2パック（100g）
ホールトマト缶 …… 150g
塩 …… 小さじ1/4
タバスコ …… 適量

作り方

1 エリンギは半分の長さに切り、手でひと口大に割く。しめじは石づきを取り除き、大きくほぐす。
2 フライパンに 1、トマト缶、水 2/3 カップ（分量外）を入れて煮る。きのこがしんなりしてきたらペンネを加え、水分がなくなるまで煮る。
3 火を止め、みそ玉を入れて溶かし、塩、タバスコで味を調える。好みでパセリを振る。

ポイント

最近はパスタが進化し、種類も多様化。茹で時間が短いものをチョイスして、なるべく手早く作れるように工夫しました。

運動した後にゆっくり食べたい
みそボナーラ

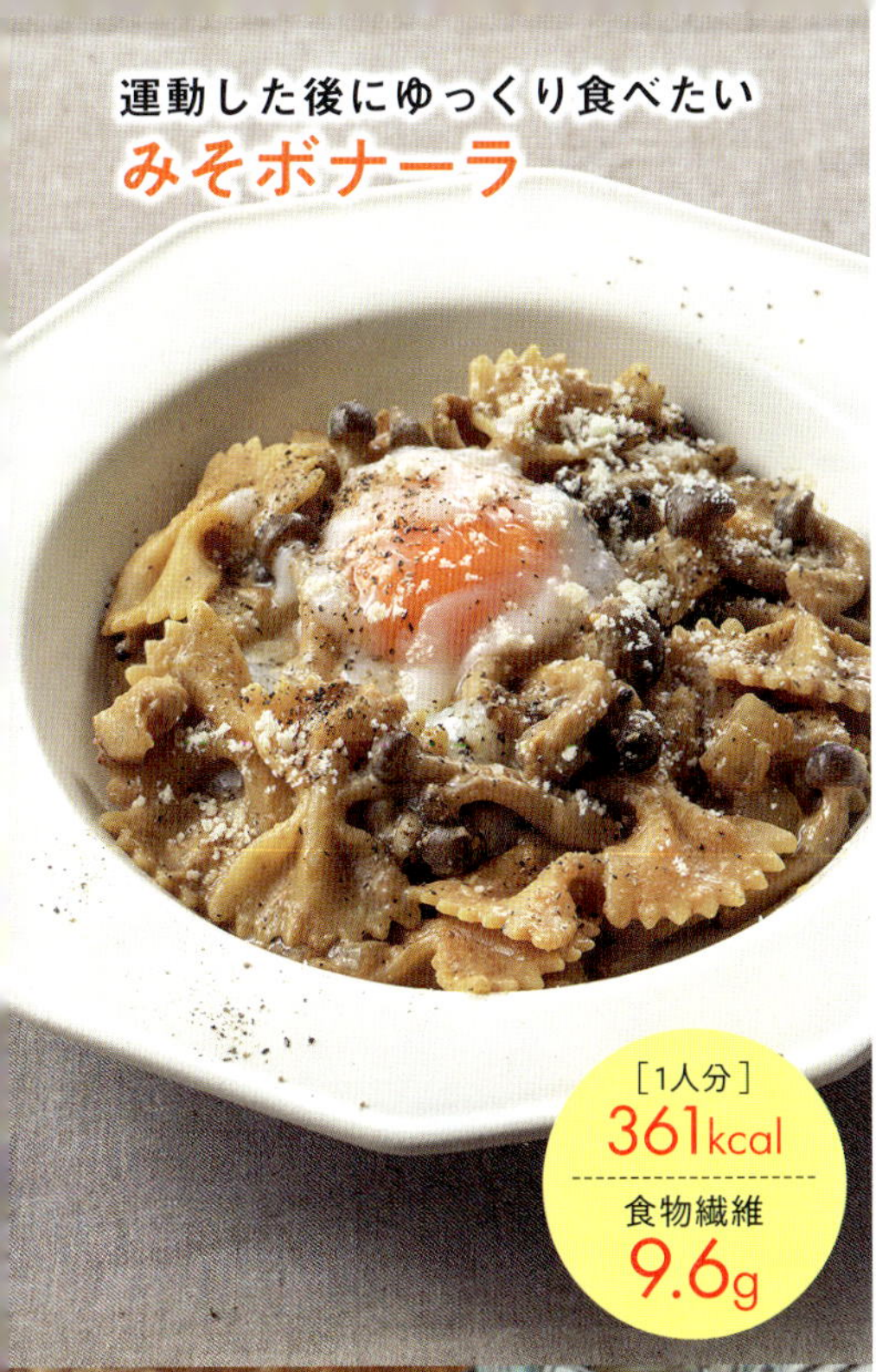

［1人分］
361kcal
食物繊維
9.6g

材料（1人分）

美肌効果

長生きみそ玉 1個
ファルファッレ(茹で時間13分) 30g
スライスベーコン 1/2枚
温泉卵 1個
しめじ ...... 1パック（200g）
無調整豆乳 100mℓ
塩 小さじ1/4弱
粉チーズ、こしょう ...... 各少々

作り方

1 ベーコンは7mm幅に切る。しめじは石づきを取り除いてほぐす。
2 フライパンに水300mℓ（分量外）、しめじを入れてひと煮立ちさせる。ファルファッレを加え、再度ひと煮立ちさせ、蓋をしてときどき混ぜながら約13分煮る。
3 豆乳を加え、さらに1～2分煮る。火を止め、みそ玉を入れて溶かし、塩で味を調える。器に盛り、温泉卵をのせて粉チーズ、こしょうを振る。

糖質ゼロの麺を活用
電子レンジでじゃじゃ麺

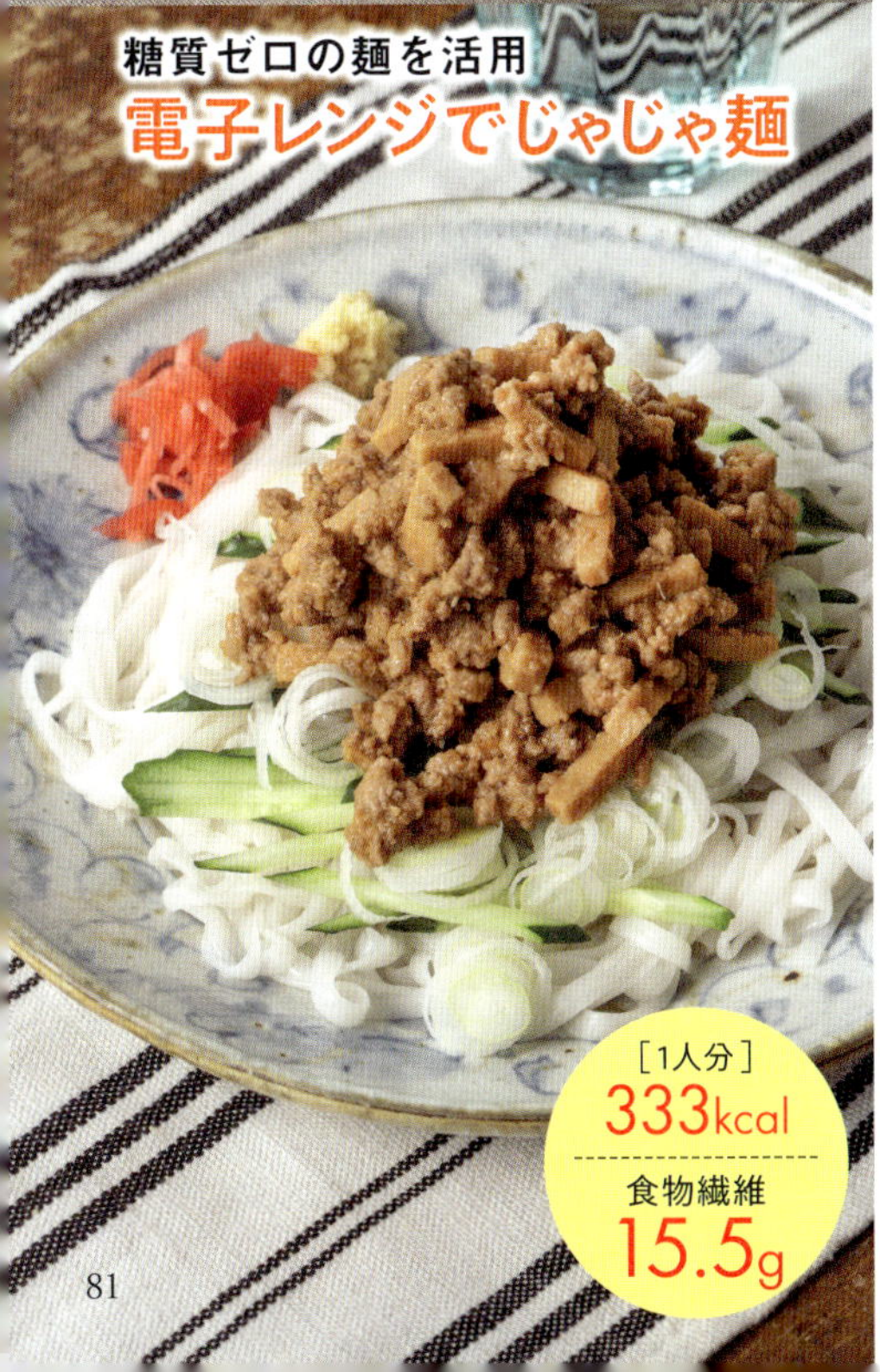

［1人分］
333kcal
食物繊維
15.5g

材料（1人分）

長生きみそ玉 2個
糖質ゼロ麺うどん(平麺) ...... 1袋（180g）
きゅうり 1/2本
長ねぎ 30g
紅しょうが、おろししょうが ...... 各適量

A
豚ひき肉 60g
高野豆腐(細切りタイプ) ...... 大さじ3(9g)
おろしにんにく、おろししょうが 各小さじ1/2
砂糖、しょうゆ 各小さじ1
酢 大さじ1/2
水 大さじ1

筋力アップ

作り方

1 きゅうりは細切り､ねぎは小口切りにする。
2 耐熱容器にAを入れて混ぜ、ふんわりとラップをかけて電子レンジで1分30秒加熱する。電子レンジから取り出してざっくりと混ぜ、みそ玉を加えてラップをかけ、さらに1分ほど加熱する。溶けたみそ玉も混ぜ合わせる。
3 器に麺を盛り、1、2をのせる。紅しょうが、おろししょうがを添え、好みでラー油や酢をかけながらいただく。

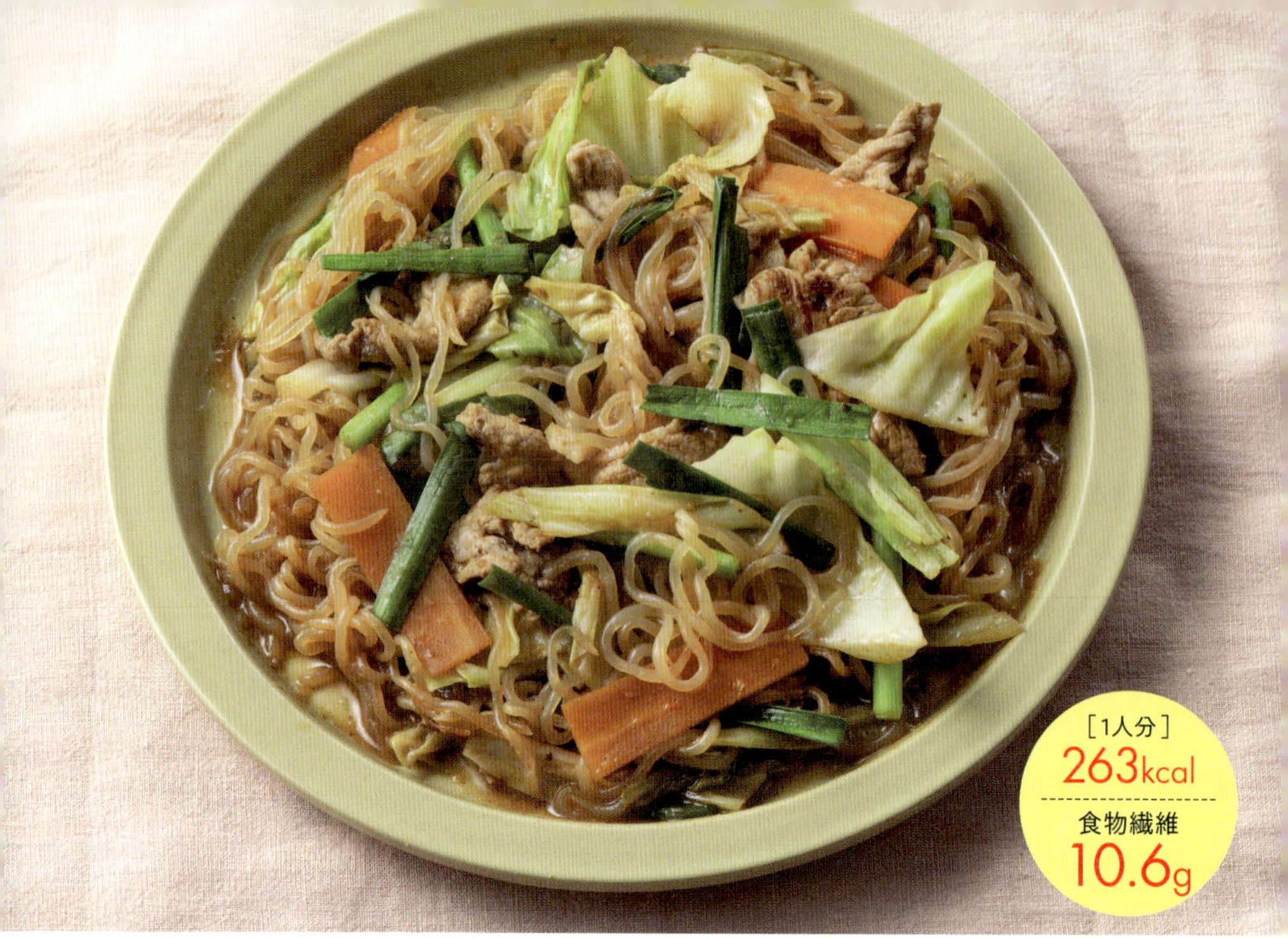

小麦の麺の代わりにしらたきで罪悪感ゼロ

しらたきやきそば

便秘解消

材料（1人分）

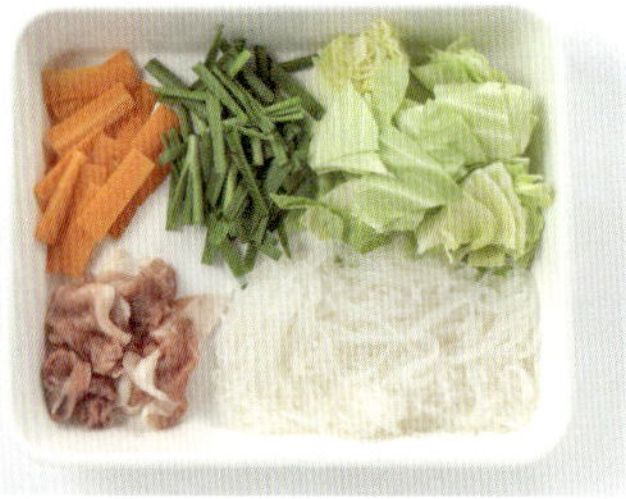

長生きみそ玉 …… 1個
しらたき …… 200g
豚こま切れ肉 …… 50g
キャベツ …… 100g
にんじん …… 1/5本
にら …… 30g
ソース …… 大さじ1
ごま油 …… 小さじ1

作り方

1 キャベツは3cm幅のざく切り、にんじんは短冊切り、にらは4cm長さに切る。
2 フライパンに油をひかずに水気を切ったしらたきを入れ、水分がなくなるまで乾煎りする。
3 しらたきをフライパンの端に寄せ、空いたところにごま油、豚肉を入れて炒める。色が変わってきたらキャベツ、にんじんを加え、強めの中火で炒める。野菜がしんなりとしてきたらソースを加え、水分がなくなるまでしっかりと炒める。
4 みそ玉を加え、全体になじむまで炒める。

ポイント

食物繊維が豊富なしらたき。味が淡白なので、食事のメインになる機会は少ないですが、焼きそばにアレンジ。香りが気になる場合は、よく水気を切り、しっかりと乾煎りしましょう。

第4章

「長生きみそ汁」の
やせ効果を増幅

「ラクやせみそ汁」アレンジレシピ

「やせる」と評判になった「長生きみそ汁」
一汁二菜の食事で
ご飯やおかずといっしょに。

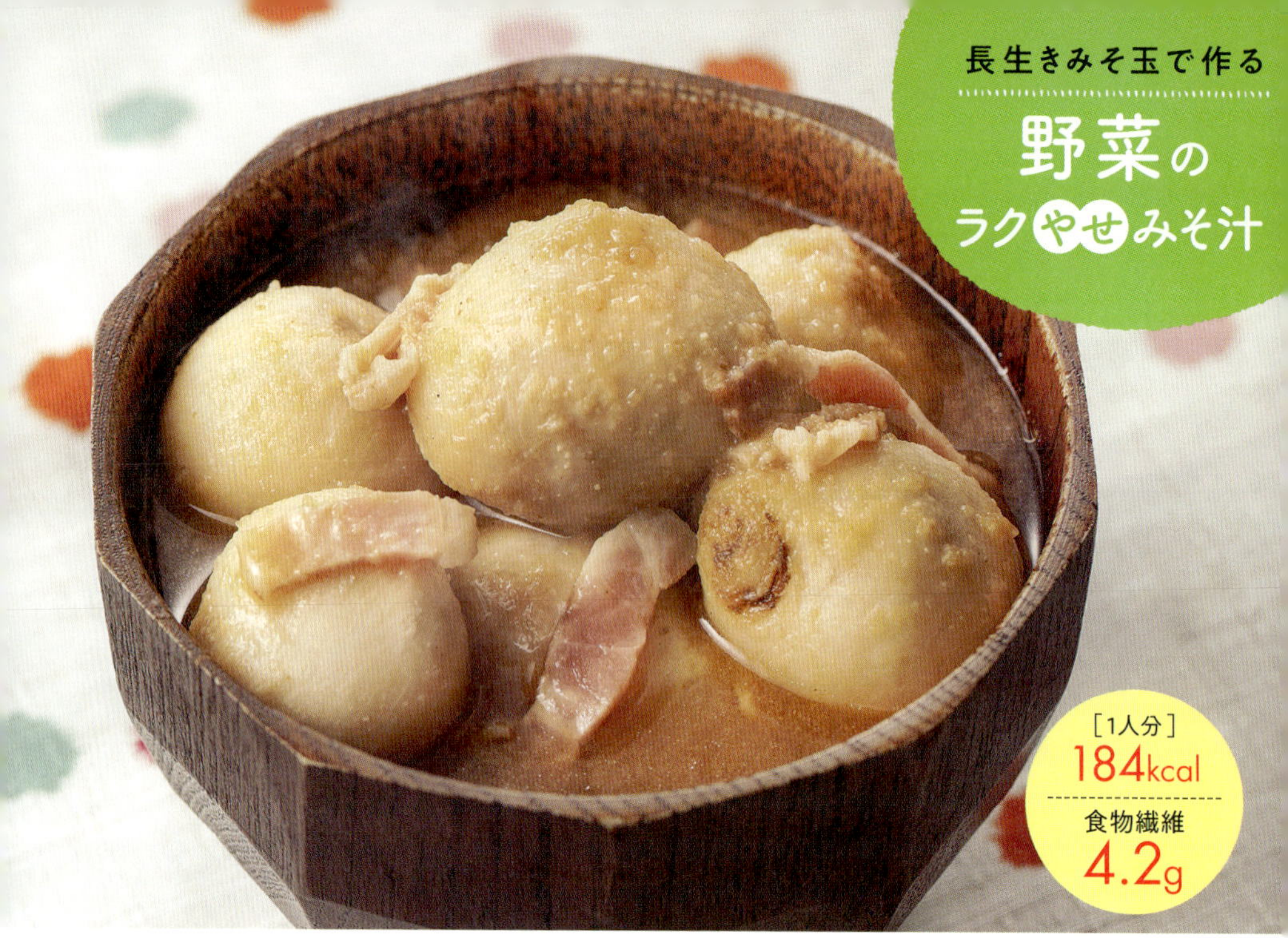

［1人分］
184kcal
食物繊維
4.2g

里いものぬめりをたっぷり堪能

里いもとベーコンのみそ汁

腸内環境を整える

材料(2人分)

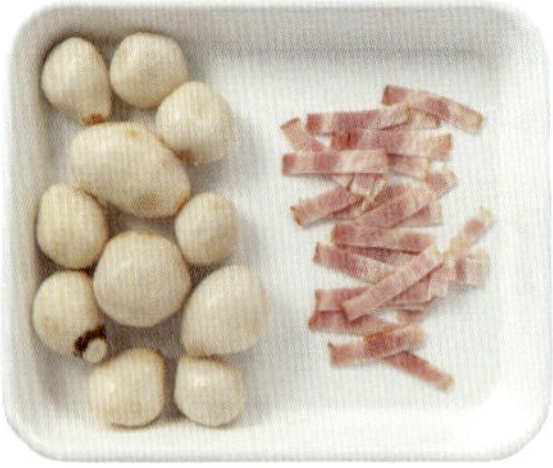

長生きみそ玉 …… 2個
里いも（水煮）…… 250g
スライスベーコン …… 2枚

作り方

1 里いもはパッケージから取り出し、さっと洗って水気を切る。ベーコンは1cm幅に切る。
2 鍋に水300mℓ（分量外）を入れ、蓋をしてひと煮立ちさせる。1を加え、3～4分煮る。
3 火を止め、みそ玉を加えて溶かす。

ポイント

里いものぬめりに含まれるガラクタンは食物繊維の一種。コレステロールを下げる効果や整腸作用が期待できます。

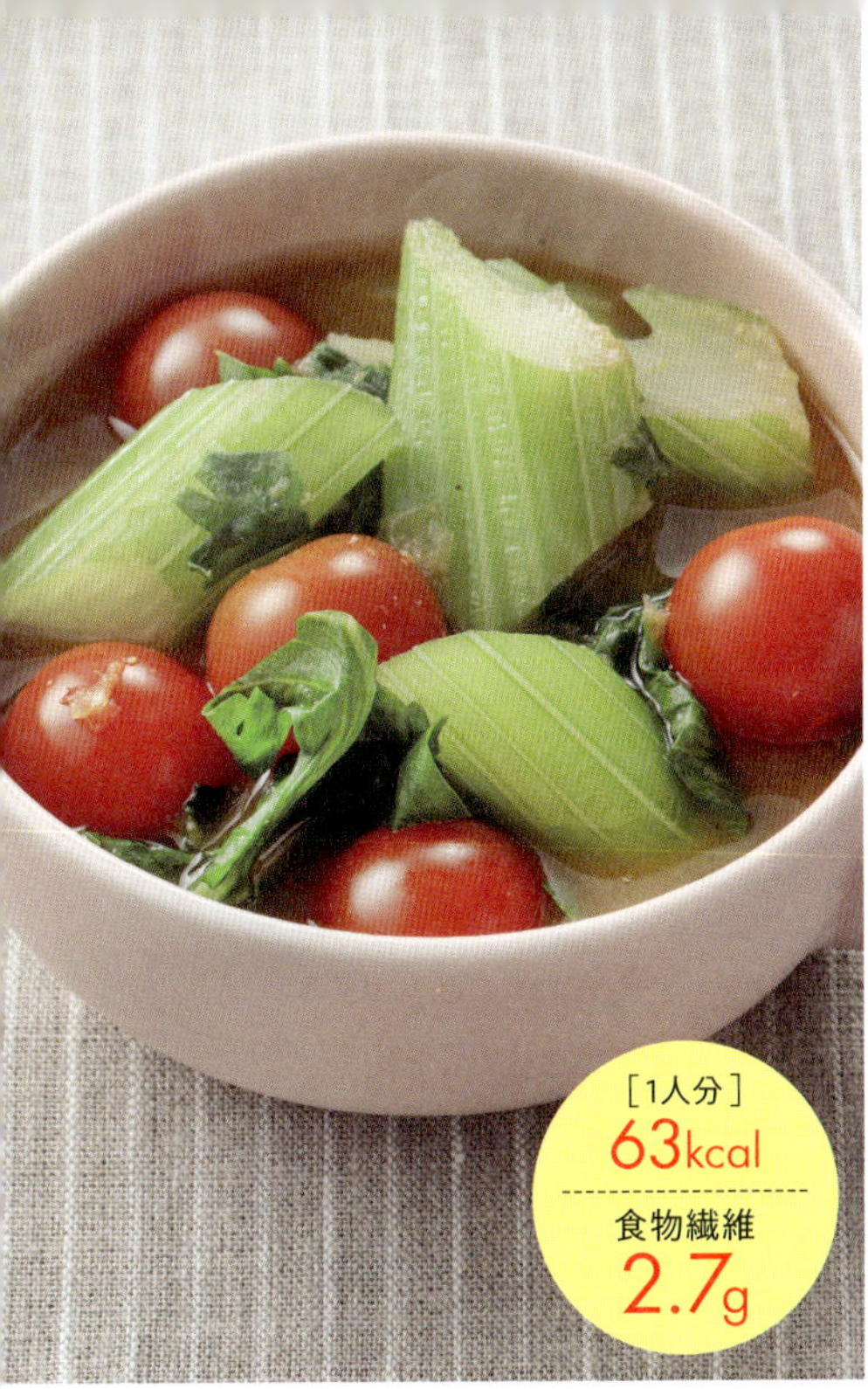
[1人分]
63kcal
食物繊維
2.7g

栄養満点セロリをペロリ

ざくざくセロリとミニトマトのみそ汁

快眠

材料（2人分）

長生きみそ玉 2個
セロリ 1本
ミニトマト 10個

作り方

1 セロリは筋を取り除き、ミニトマトより一回り大きい乱切りにして、葉は1cm幅に切る。ミニトマトはヘタを取り除く。
2 鍋にセロリの葉、水300mℓ（分量外）を入れ、蓋をしてひと煮立ちさせる。セロリを加え、食感が残るくらいまで3～4分煮る。ミニトマトを加え、ひと煮立ちさせる。
3 火を止め、みそ玉を加えて溶かす。

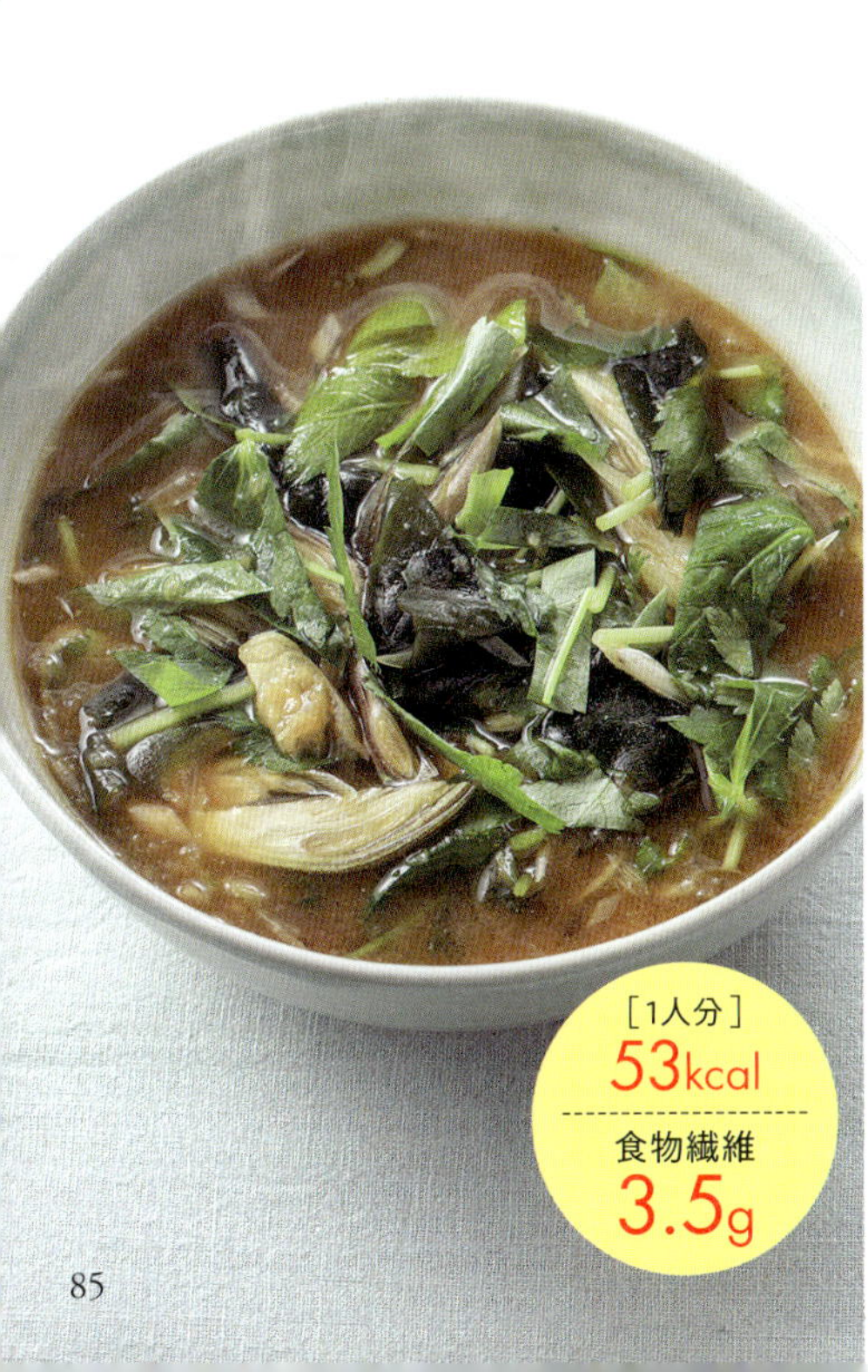
[1人分]
53kcal
食物繊維
3.5g

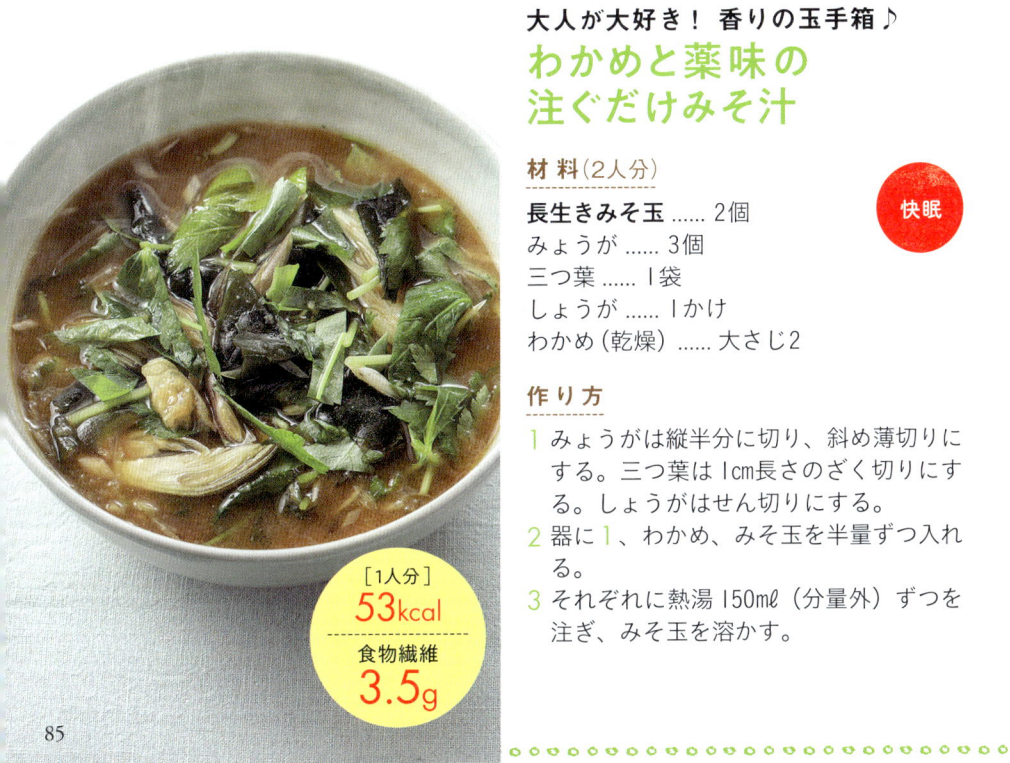

大人が大好き！　香りの玉手箱♪

わかめと薬味の注ぐだけみそ汁

快眠

材料（2人分）

長生きみそ玉 2個
みょうが 3個
三つ葉 1袋
しょうが 1かけ
わかめ（乾燥） 大さじ2

作り方

1 みょうがは縦半分に切り、斜め薄切りにする。三つ葉は1cm長さのざく切りにする。しょうがはせん切りにする。
2 器に1、わかめ、みそ玉を半量ずつ入れる。
3 それぞれに熱湯150mℓ（分量外）ずつを注ぎ、みそ玉を溶かす。

かぶといわしは相性ぴったり♥

かぶとオイルサーディンのみそ汁

血流アップ

材料（2人分）

長生きみそ玉 2個
かぶ（葉つき） 2個
オイルサーディン ...... 1缶（固形量65g）

作り方

1 かぶは6等分に切り、葉は4cm長さに切る。オイルサーディンは油を切る。
2 鍋にかぶ、水300mℓ（分量外）を入れ、蓋をしてひと煮立ちさせてから火が通るまで4～5分煮る。オイルサーディン、かぶの葉を加える。
3 かぶの葉の色が変わってきたら火を止め、みそ玉を加えて溶かす。

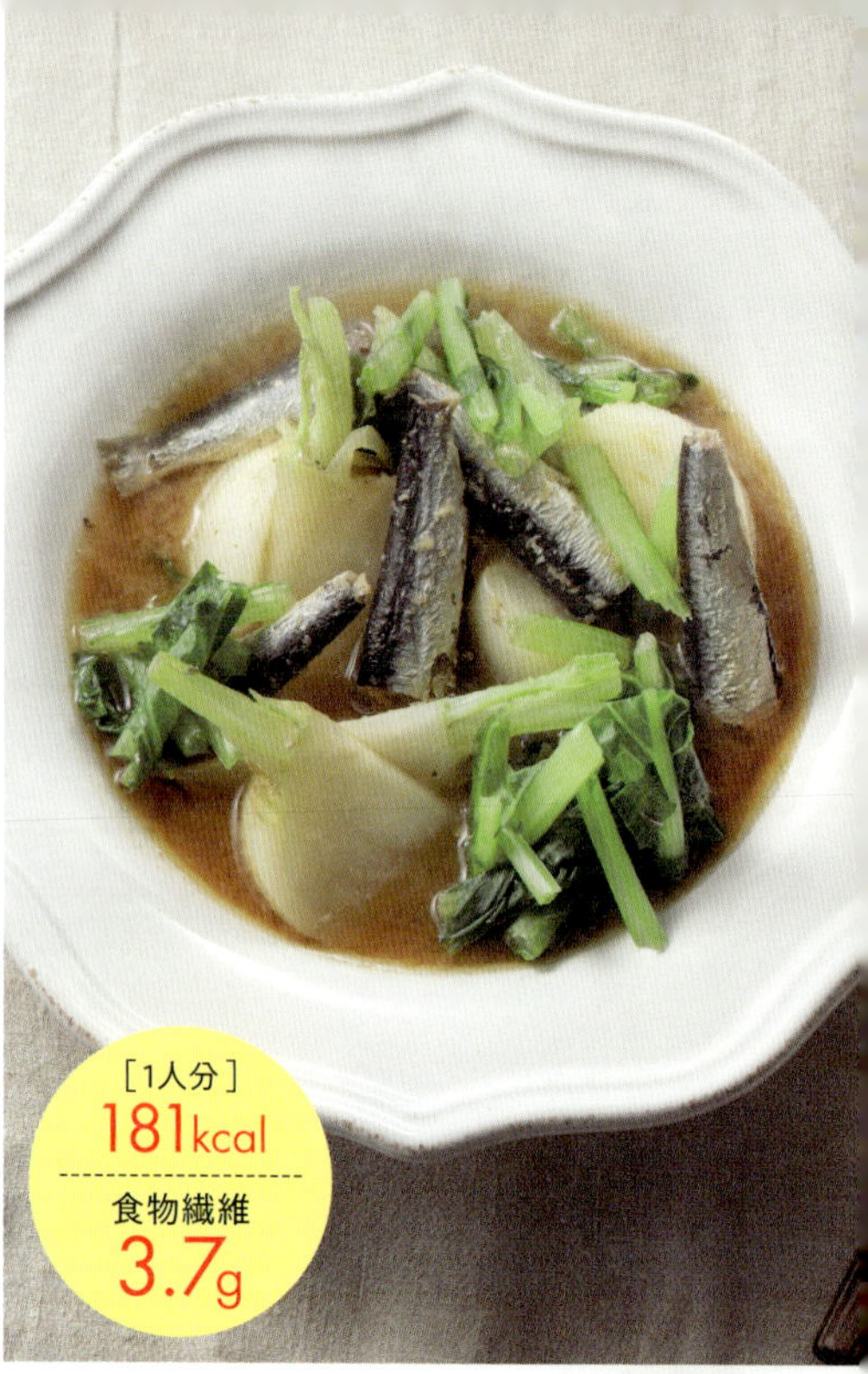

［1人分］
181kcal
食物繊維
3.7g

高野豆腐で大豆パワーを倍増

山菜と高野豆腐のみそ汁

筋力アップ

材料（2人分）

長生きみそ玉 2個
しょうゆ 小さじ1
A
山菜（水煮） 200g
高野豆腐（細切りタイプ） ...... 大さじ3（9g）
みりん 小さじ2

作り方

1 山菜は水気を切る。
2 鍋にA、水300mℓ（分量外）を入れ、蓋をしてひと煮立ちさせてから2～3分煮る。
3 火を止め、みそ玉を加えて溶かし、しょうゆを加える。

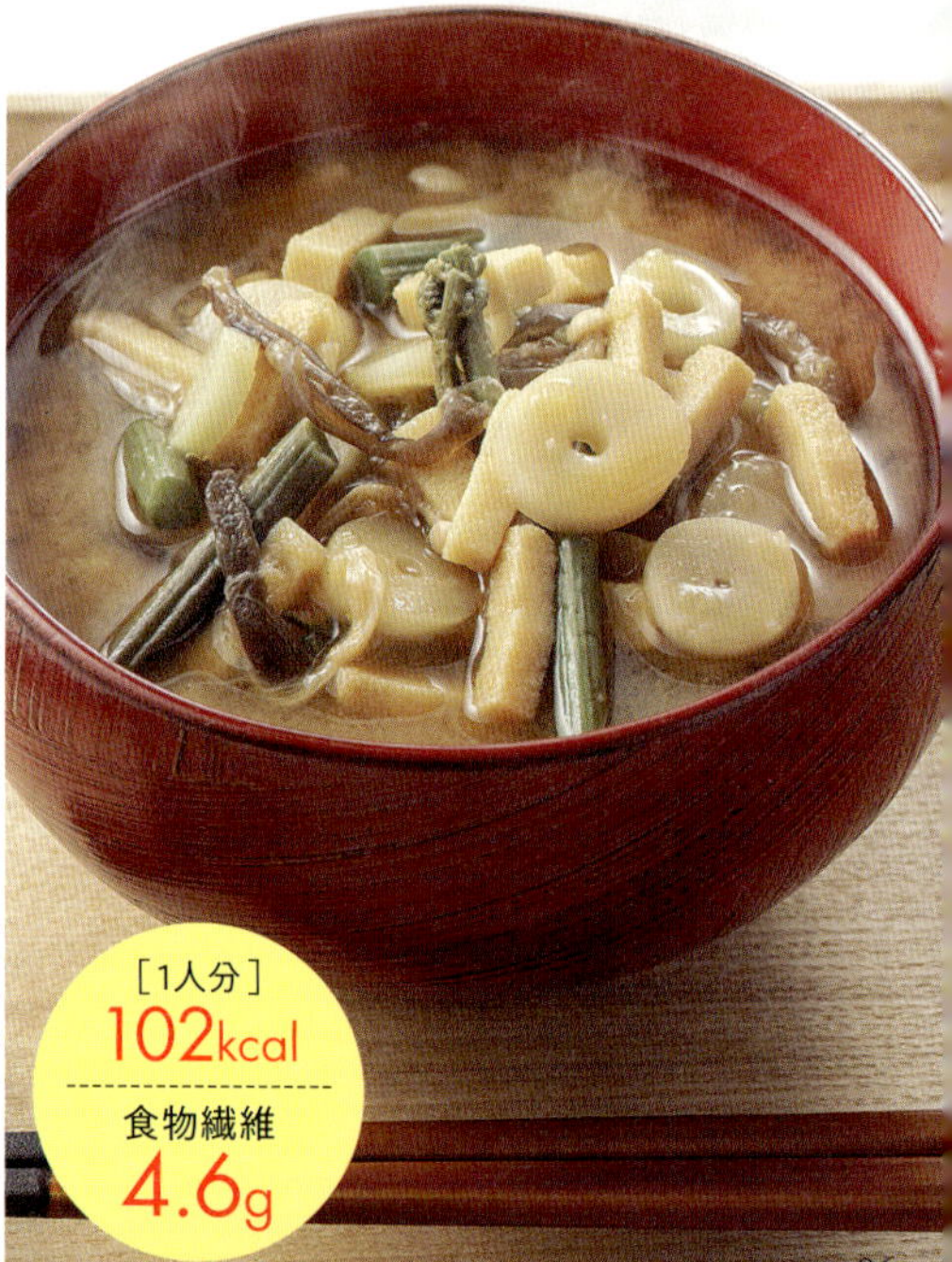

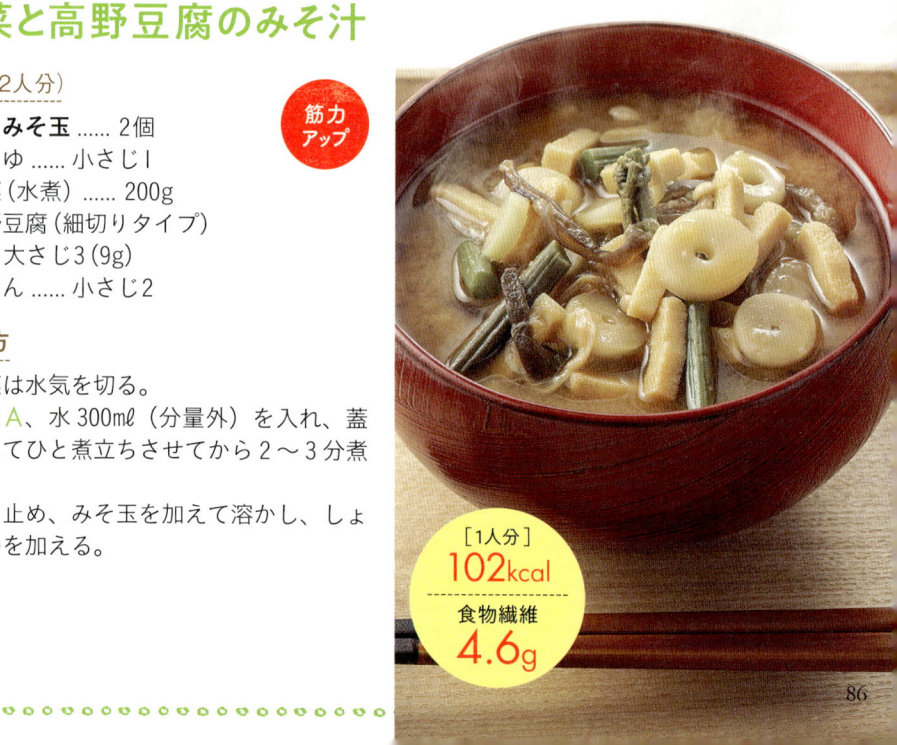

［1人分］
102kcal
食物繊維
4.6g

長生きみそ玉で作る

魚介類のラクやせみそ汁

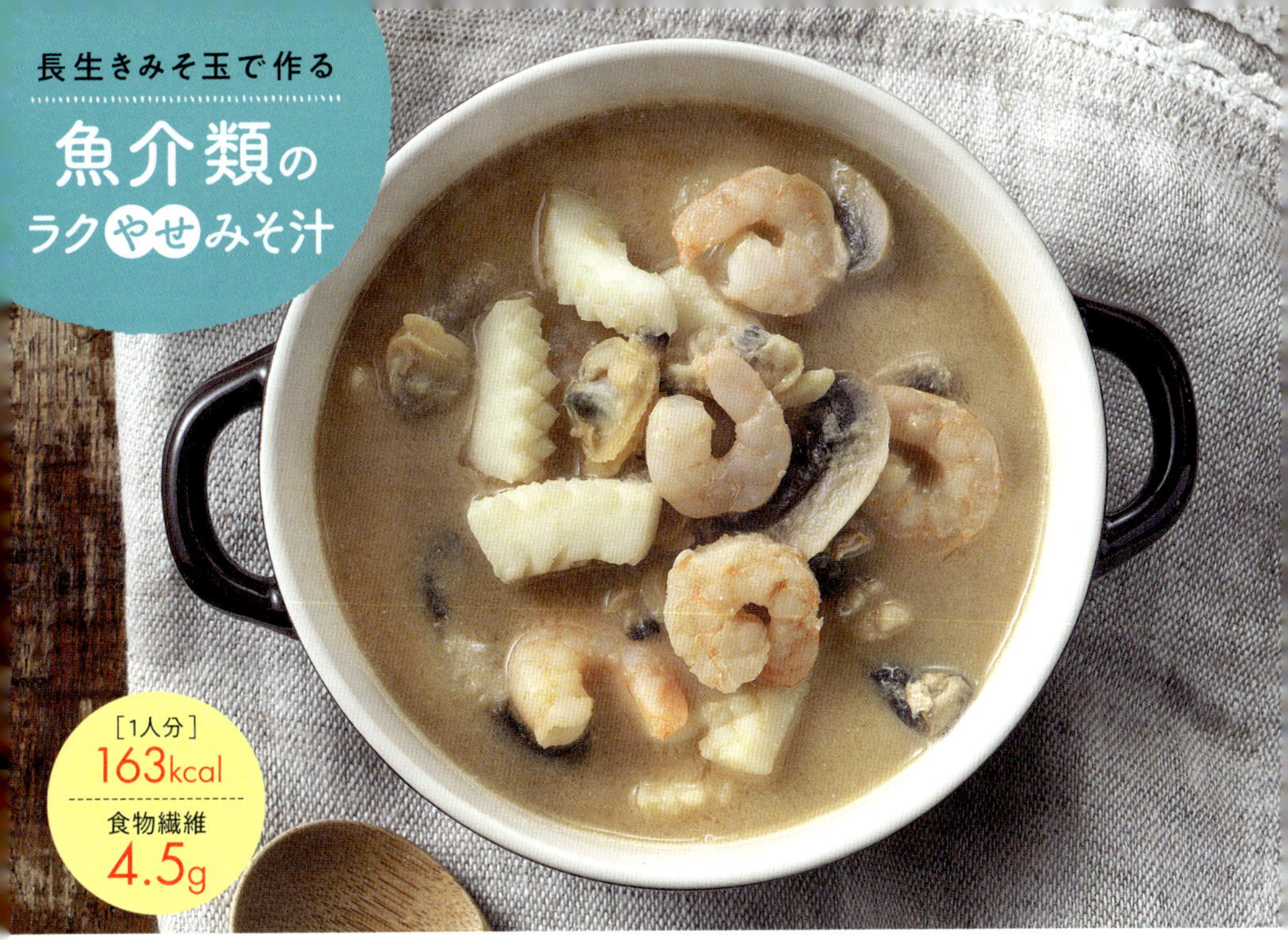

［1人分］
163kcal
食物繊維
4.5g

まろやかでコク深いアーモンドミルクの力！

シーフードミックスとマッシュルームのみそ汁

血流アップ

材料（2人分）

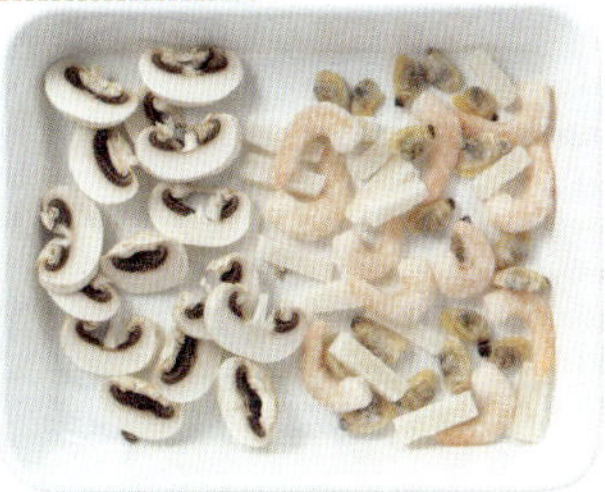

長生きみそ玉 2個
シーフードミックス 200g
マッシュルーム
...... 1パック（100g）
アーモンドミルク（無糖） 300mℓ
白ワイン 大さじ1

作り方

1 マッシュルームは8mm厚さに切る。
2 鍋に1、アーモンドミルクを入れ、蓋をしてひと煮立ちさせる。シーフードミックス、白ワインを入れ、煮立ったらアクを取り除きながら3～4分煮る。
3 火を止め、みそ玉を加えて溶かす。

ポイント

アーモンドミルクとは、アーモンドナッツを砕いて水で希釈したもの。乳製品が苦手な人でも飲めます。抗酸化作用が強く、動脈硬化予防に効果が期待できるビタミンEが豊富です。

ぶりにはビタミンB群がいっぱい

ぶりとねぎのみそ汁

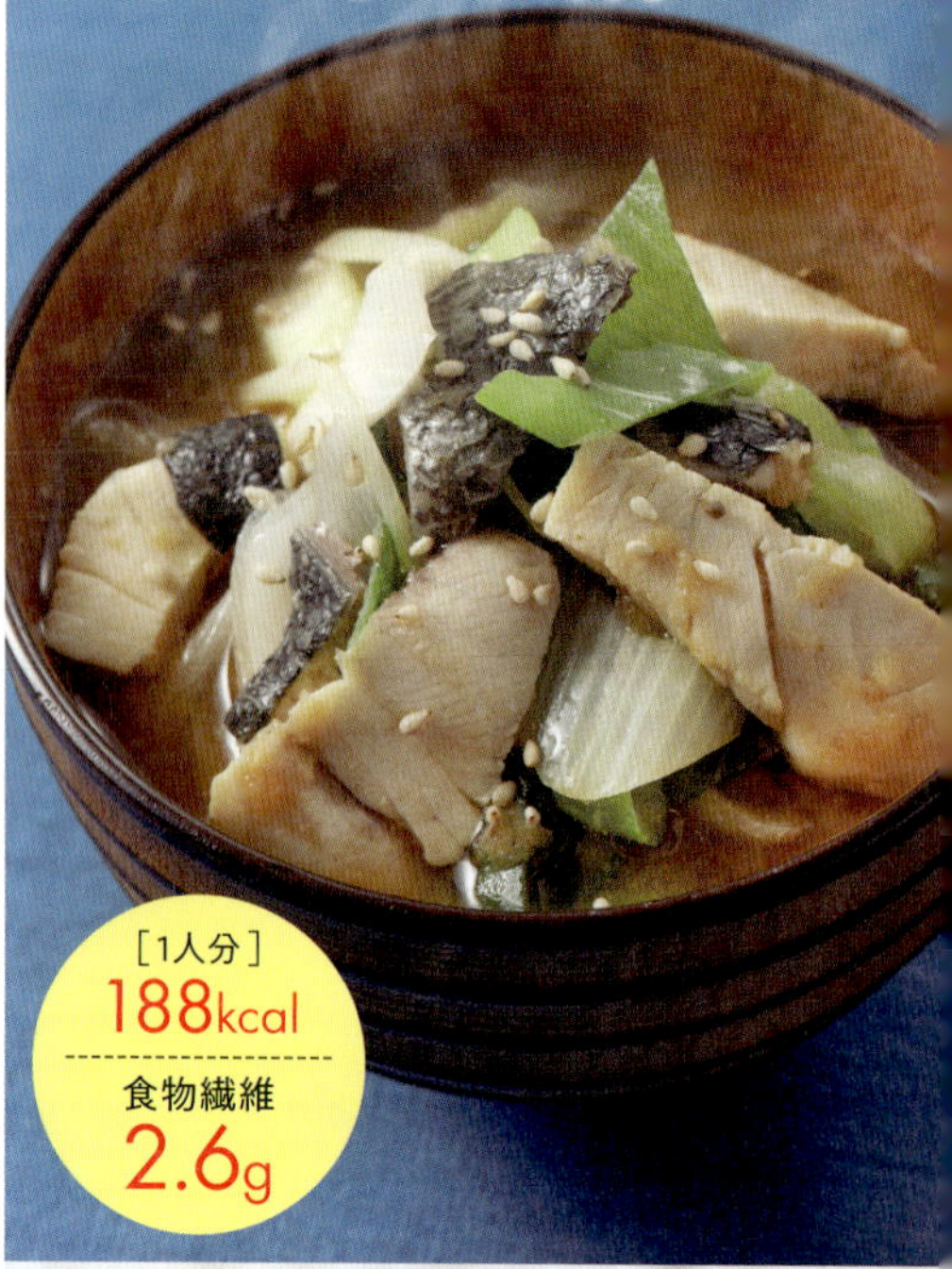

疲労回復

材料(2人分)

長生きみそ玉 …… 2個
ぶりの切り身 …… 1切れ
長ねぎ …… 1本
しょうが …… 1かけ
ごま …… 少々

作り方

1 ぶりは鱗《うろこ》を取り除き、1cm幅に切る。ねぎは青い部分を5mm幅、白い部分を1cm幅の斜め切りにする。しょうがは太めのせん切りにする。
2 鍋にしょうが、ねぎの青い部分、水300mℓ（分量外）を入れ、蓋をしてひと煮立ちさせてから2分煮る。ぶり、ねぎの白い部分を加え、火が通るまで2分くらい煮る。
3 火を止め、みそ玉を加えて溶かす。ごまを振る。

[1人分]
188kcal
食物繊維
2.6g

桜えびにはDHAが豊富！

桜えびと長いものみそ汁

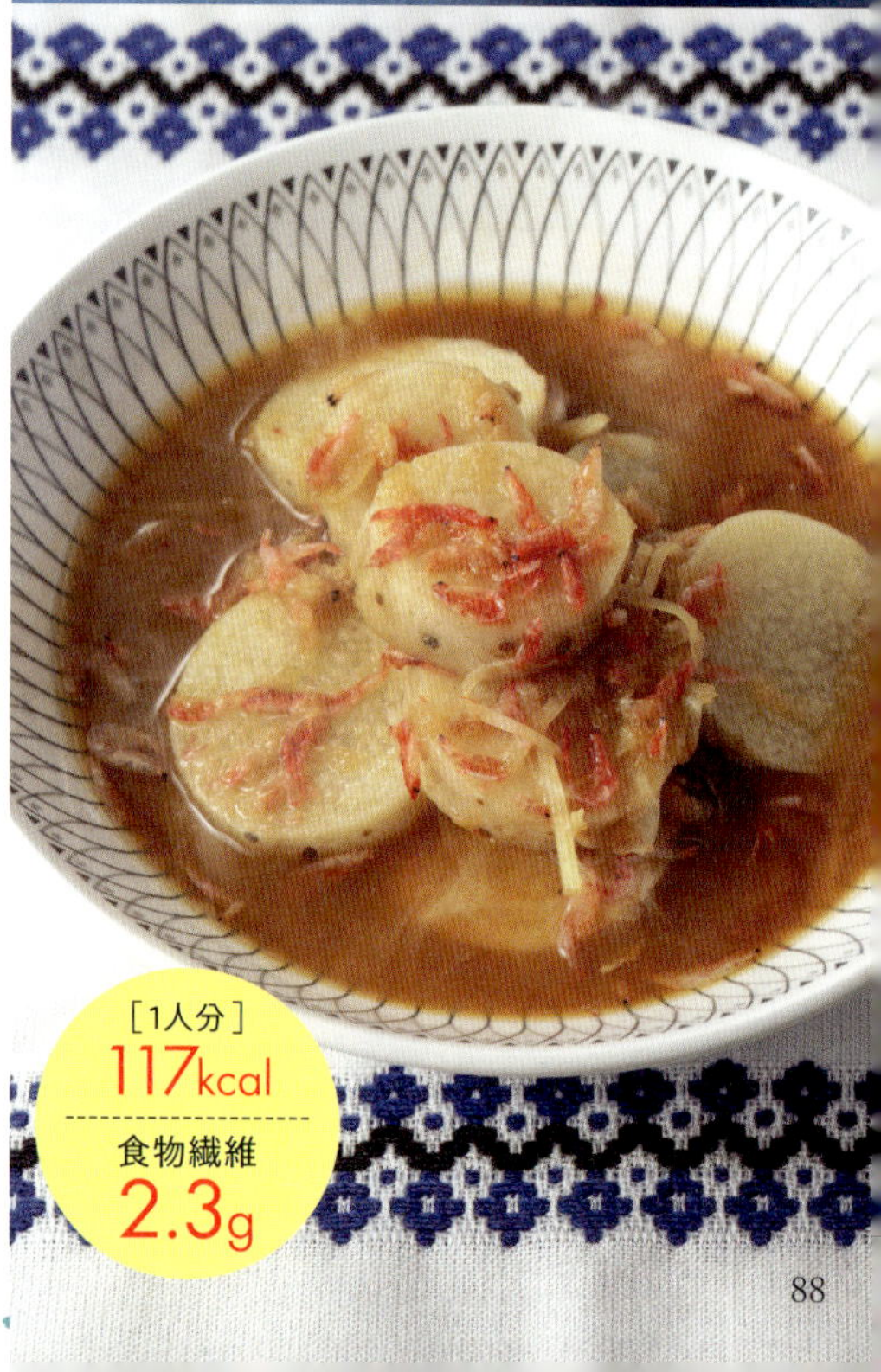

血流アップ

材料(2人分)

長生きみそ玉 …… 2個
桜えび …… 大さじ3
長いも …… 200g
しょうが …… 1かけ

作り方

1 長いもはひげ根を取り除き、皮つきのまま1cm厚さに切る。しょうがはせん切りにする。
2 鍋に1、水300mℓ（分量外）を入れ、蓋をしてひと煮立ちさせる。弱火にして火が通るまで約4分、煮る。
3 火を止め、桜えび、みそ玉を加えて溶かす。

[1人分]
117kcal
食物繊維
2.3g

たこは低カロリー＆高たんぱく

たことほろっとじゃがいものみそ汁

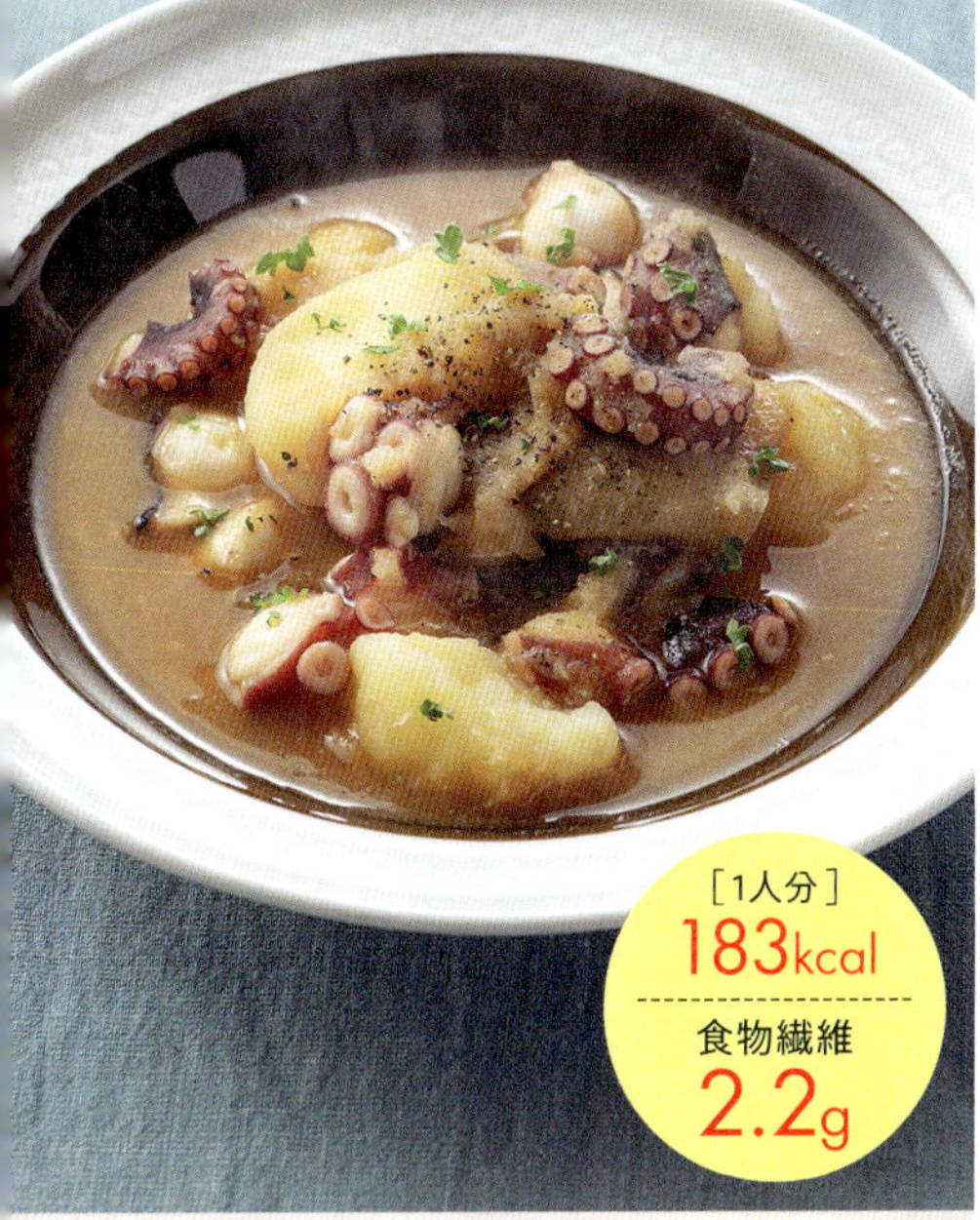

［1人分］
183kcal
食物繊維
2.2g

筋力アップ

材料（2人分）

長生きみそ玉 2個
蒸しだこ 150g
じゃがいも 1個
おろしにんにく 小さじ1/2
白ワイン 大さじ1
ドライパセリ、こしょう ...... 各少々

作り方

1 たこはひと口大に切る。じゃがいもは皮をむかずにラップに包み、電子レンジで2分加熱して裏返し、再び2分加熱して火を通す。ボウルなどに入れ、フォークでざっくりと崩す。
2 鍋ににんにく、水300mℓ（分量外）を入れ、蓋をしてひと煮立ちさせる。1、白ワインを加え、2分くらい煮る。
3 火を止め、みそ玉を加えて溶かす。ドライパセリ、こしょうを振る。

海の幸のさっぱりマリアージュ

しらすとのりのみぞれ汁

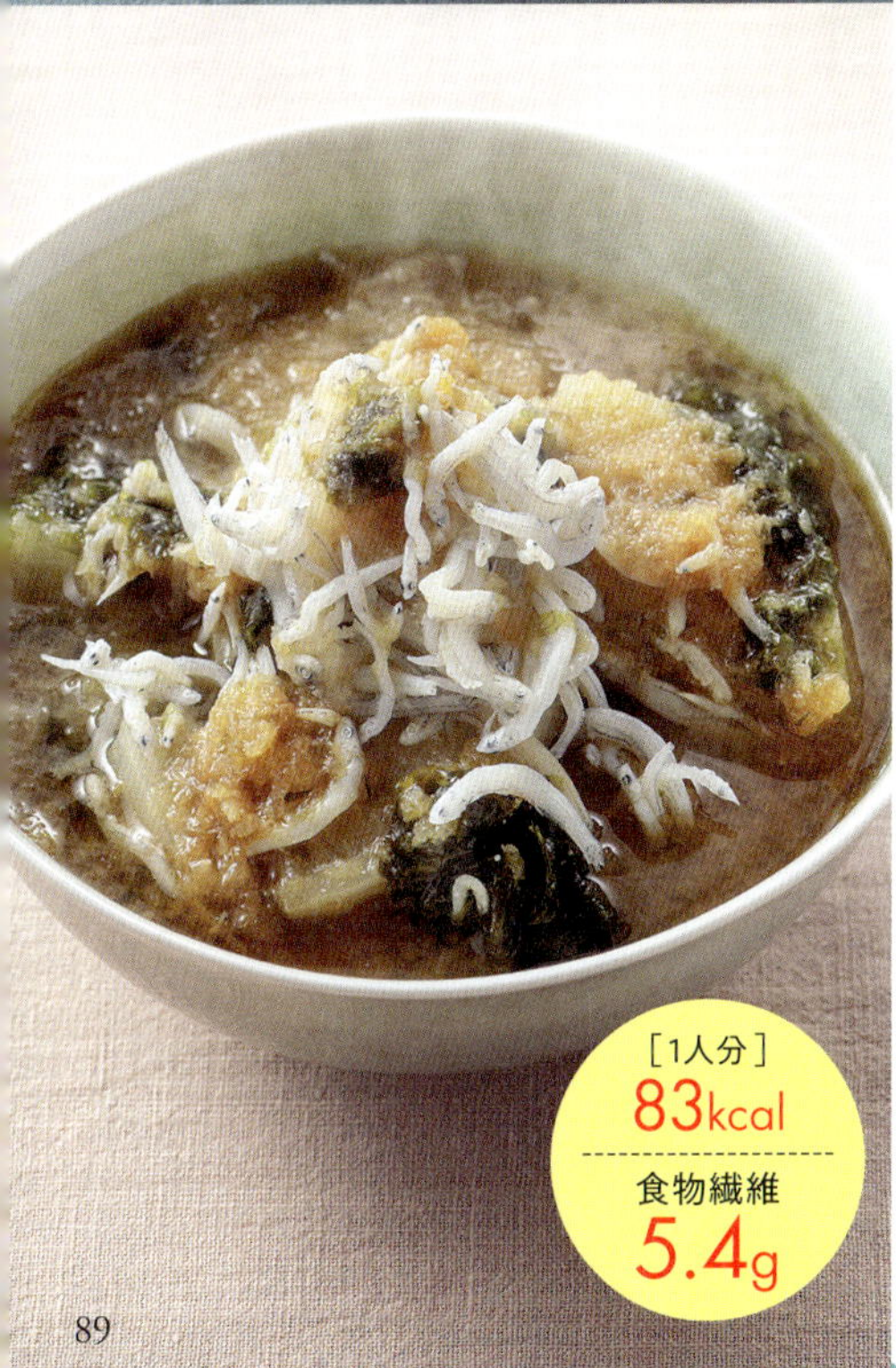

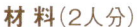

［1人分］
83kcal
食物繊維
5.4g

腸内環境を整える

材料（2人分）

長生きみそ玉 2個
しらす 大さじ4
大根 200g
韓国のり 5枚

作り方

1 大根は皮つきのまま、半分をすりおろす（すりおろした汁を捨てない）。残りの半分を8㎜厚さのいちょう切りにする。
2 鍋に1、水1と1/3カップ（分量外）を入れ、蓋をしてひと煮立ちさせる。弱火にし、大根に火が通るまで煮る。しらす、ちぎったのりを加える。
3 火を止め、みそ玉を加えて溶かす。

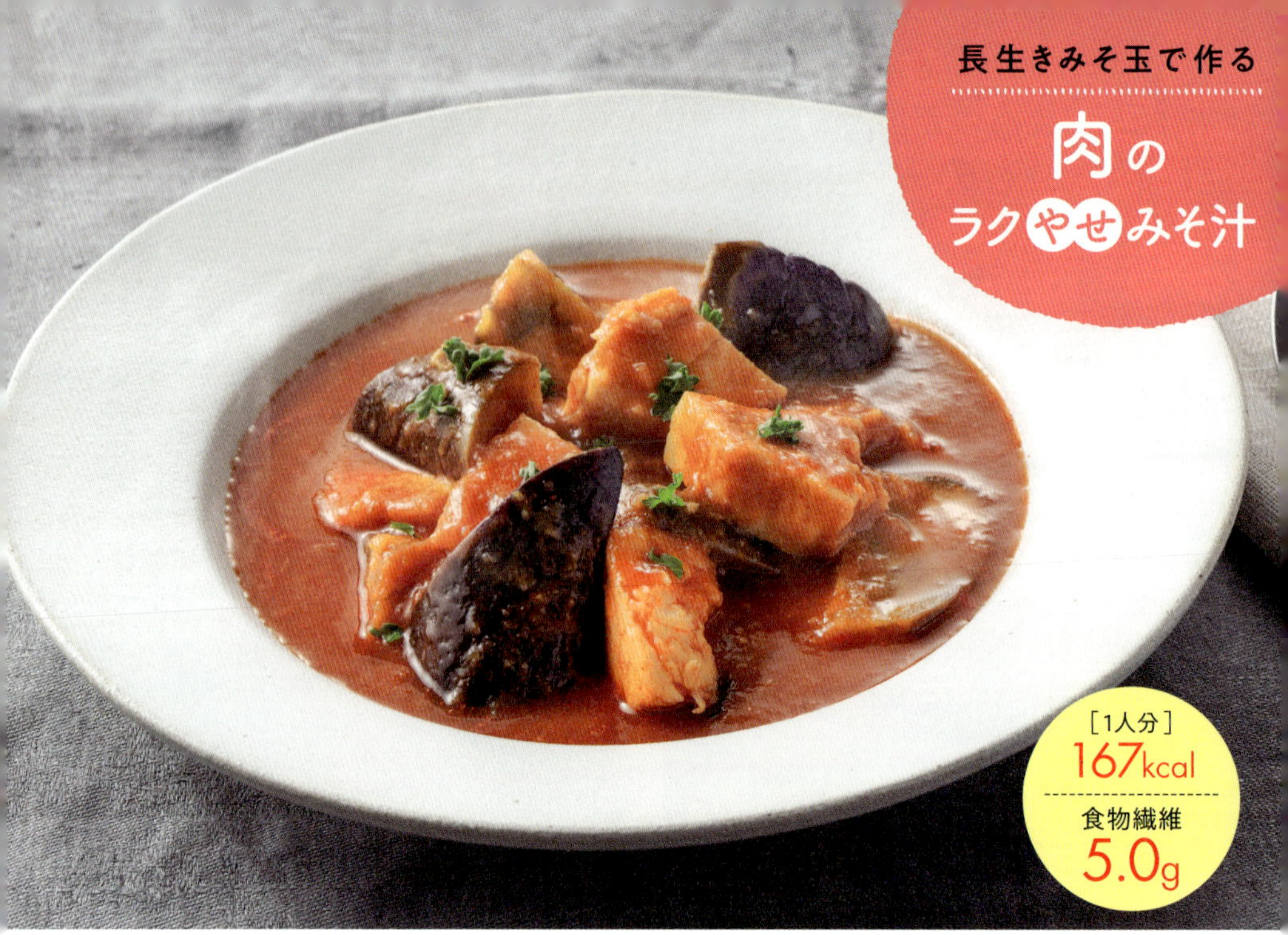

［1人分］
167kcal
食物繊維
5.0g

ダイエット中の新定番食材を洋風みそ汁にアレンジ

サラダチキンとごろっとなすのみそ汁

筋力アップ

材料（2人分）

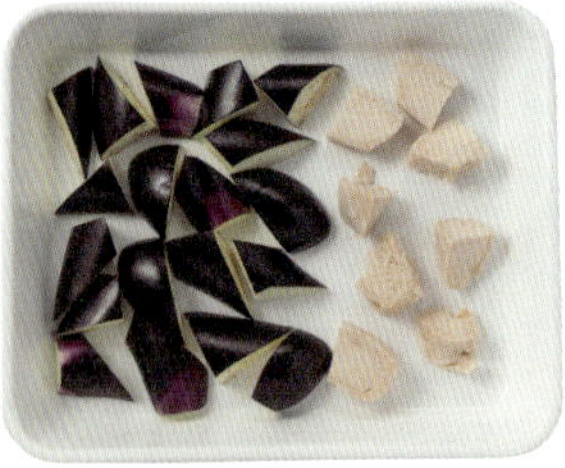

長生きみそ玉 …… 2個
サラダチキン（プレーン）
…… 1パック（110g）
なす …… 3本
オリーブオイル …… 小さじ1
トマトジュース（無塩） …… 300mℓ
おろしにんにく …… 小さじ1/2
パセリ …… 適量

作り方

1 サラダチキンはひと口大に切る。なすは縦半分に切り、ひと口大の乱切りにする。
2 鍋にオリーブオイルを熱し、なすを皮目から入れて焼く。サラダチキン、トマトジュース、おろしにんにくを加え、蓋をしてひと煮立ちさせる。なすに火が通るまで2～3分煮る。
3 火を止め、みそ玉を加えて溶かす。刻んだパセリを散らす。

ポイント

コンビニで手軽に買えるサラダチキン。鶏むね肉を使用しており、高たんぱく＆低カロリーなので、ダイエットをしている人に人気の食材です。

さつまいもの皮にポリフェノール

鶏そぼろとさつまいものみそ汁

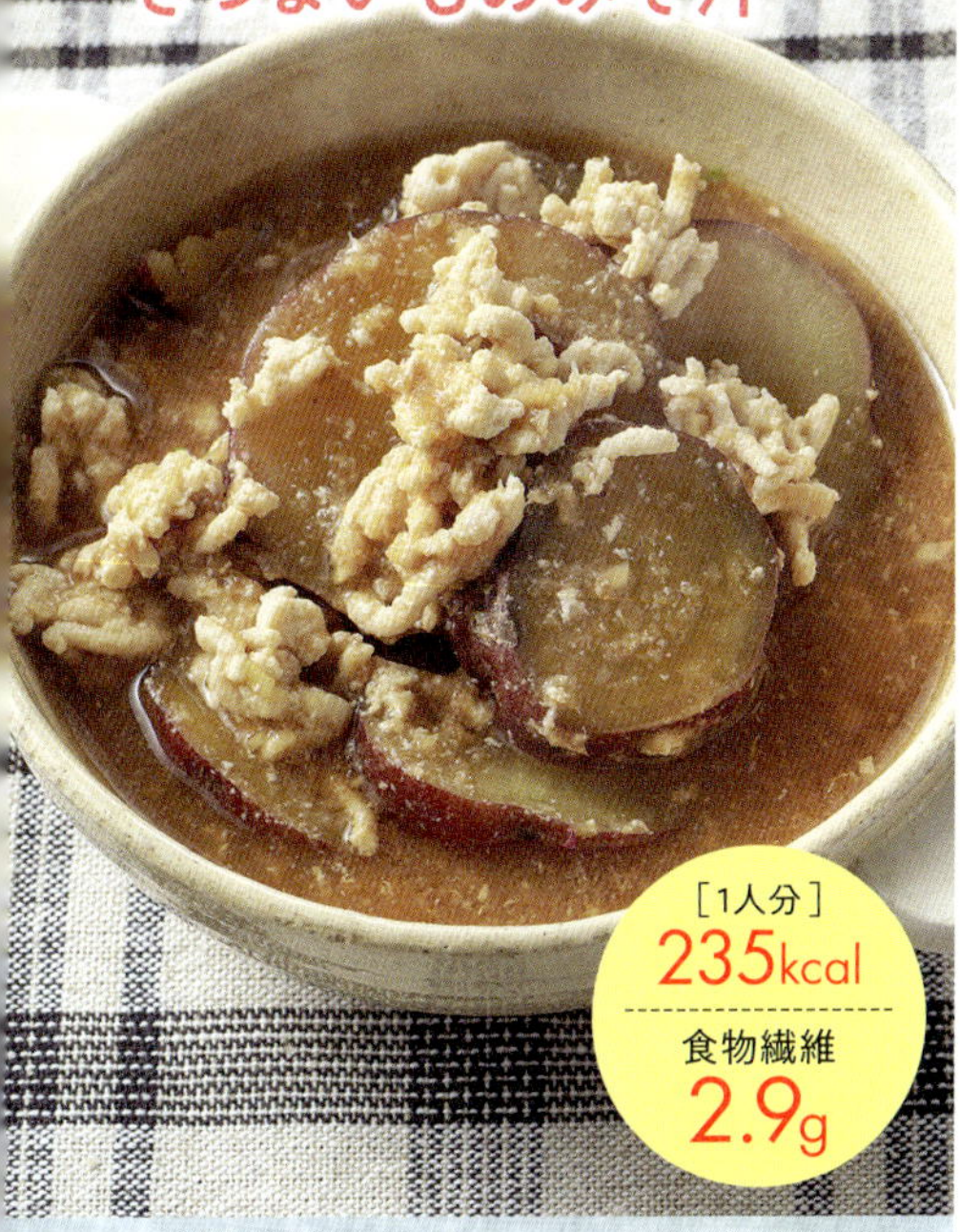

［1人分］
235kcal
食物繊維
2.9g

便秘解消

材料（2人分）

長生きみそ玉 2個
鶏ひき肉（むね肉） 100g
さつまいも 150g
おろししょうが 小さじ1/2

作り方

1 さつまいもは1cm厚さの輪切りにし、ボウルなどに入れて水適量（分量外）でしっかりともみ洗いする。
2 鍋にひき肉、おろししょうが、水大さじ2（分量外）を入れて炒める。ひき肉の色が変わってきたら1、水300mℓ（分量外）を入れ、蓋をしてひと煮立ちさせる。弱火で4～5分、アクを取り除きながらさつまいもに火が通るまで煮る。
3 火を止め、みそ玉を加えて溶かす。

豚肉のビタミンで疲れにさようなら

豚ひれ肉のにんにくたっぷりみそ汁

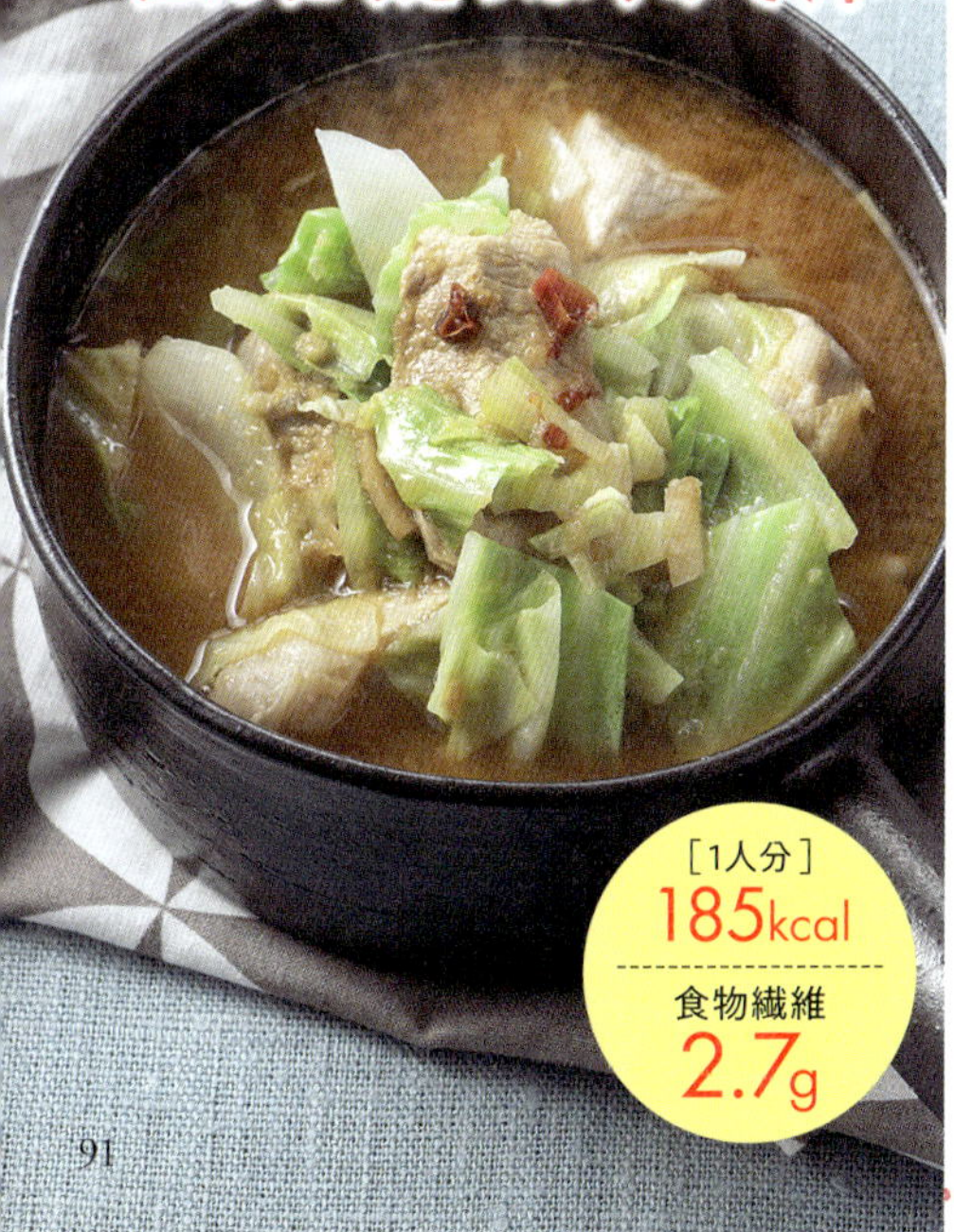

［1人分］
185kcal
食物繊維
2.7g

疲労回復

材料（2人分）

長生きみそ玉 2個
豚ひれ肉 150g
キャベツ 150g
おろしにんにく 大さじ1/2
しょうが 1かけ
輪切り唐辛子 ...... ひとつまみ
しょうゆ 小さじ1
サラダ油 …小さじ1/2

作り方

1 豚肉は1cm幅のひと口大に切る。キャベツは4cm幅のざく切りにする。しょうがは細切りにする。
2 鍋におろしにんにく、しょうが、唐辛子、サラダ油を熱し、香りがしてきたら豚肉を加えて炒める。色が変わってきたら水300mℓ（分量外）を加え、蓋をしてひと煮立ちさせる。キャベツを加え、1分くらい煮る。
3 火を止め、みそ玉を加えて溶かし、しょうゆを加える。

赤身の牛肉で脂肪を燃やそう！

牛肉とまいたけのみそ汁

脂肪燃焼

材料（2人分）

長生きみそ玉 …… 2個
牛こま切れ肉（赤身多め） …… 150g
まいたけ …… 1パック（100g）
トマト …… 小1個
ナンプラー …… 少々

作り方

1 まいたけは大きめにほぐす。トマトはヘタを取り除き、4等分に切る。
2 鍋にまいたけ、水300mℓ（分量外）を入れ、蓋をしてひと煮立ちさせる。牛肉を加え、アクを取り除きながら1～2分煮る。トマトを加え、ひと煮立ちさせる。
3 火を止め、みそ玉を加えて溶かし、ナンプラーを加える。好みでパクチーをのせる。

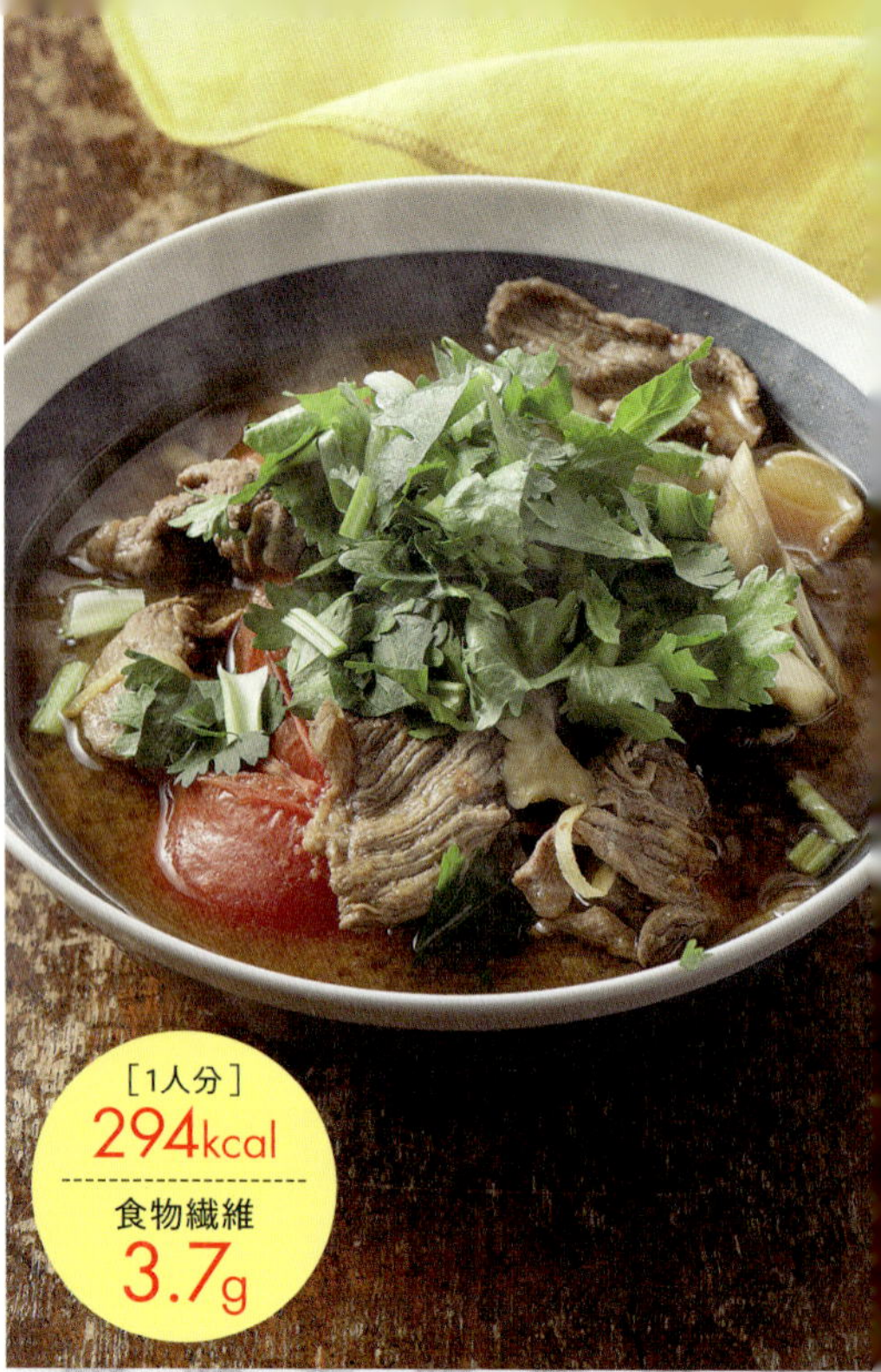

［1人分］
294kcal
食物繊維
3.7g

良質なたんぱく質をもりもりと！

牛肉と高野豆腐のみそ汁

筋力アップ

材料（2人分）

長生きみそ玉 …… 2個
牛こま切れ肉（赤身多め） …… 100g
高野豆腐（細切りタイプ） …… 大さじ3
小ねぎ …… 50g
おろしにんにく …… 小さじ1/2
ごま油 …… 小さじ1

作り方

1 ねぎは4cm長さに切る。
2 鍋にごま油を熱し、牛肉を入れて炒める。色が変わってきたら高野豆腐、おろしにんにく、水1と3/4カップ（分量外）を加え、蓋をしてひと煮立ちさせる。アクを取り除きながら2～3分煮る。
3 火を止め、みそ玉を加えて溶かす。ねぎを加える。

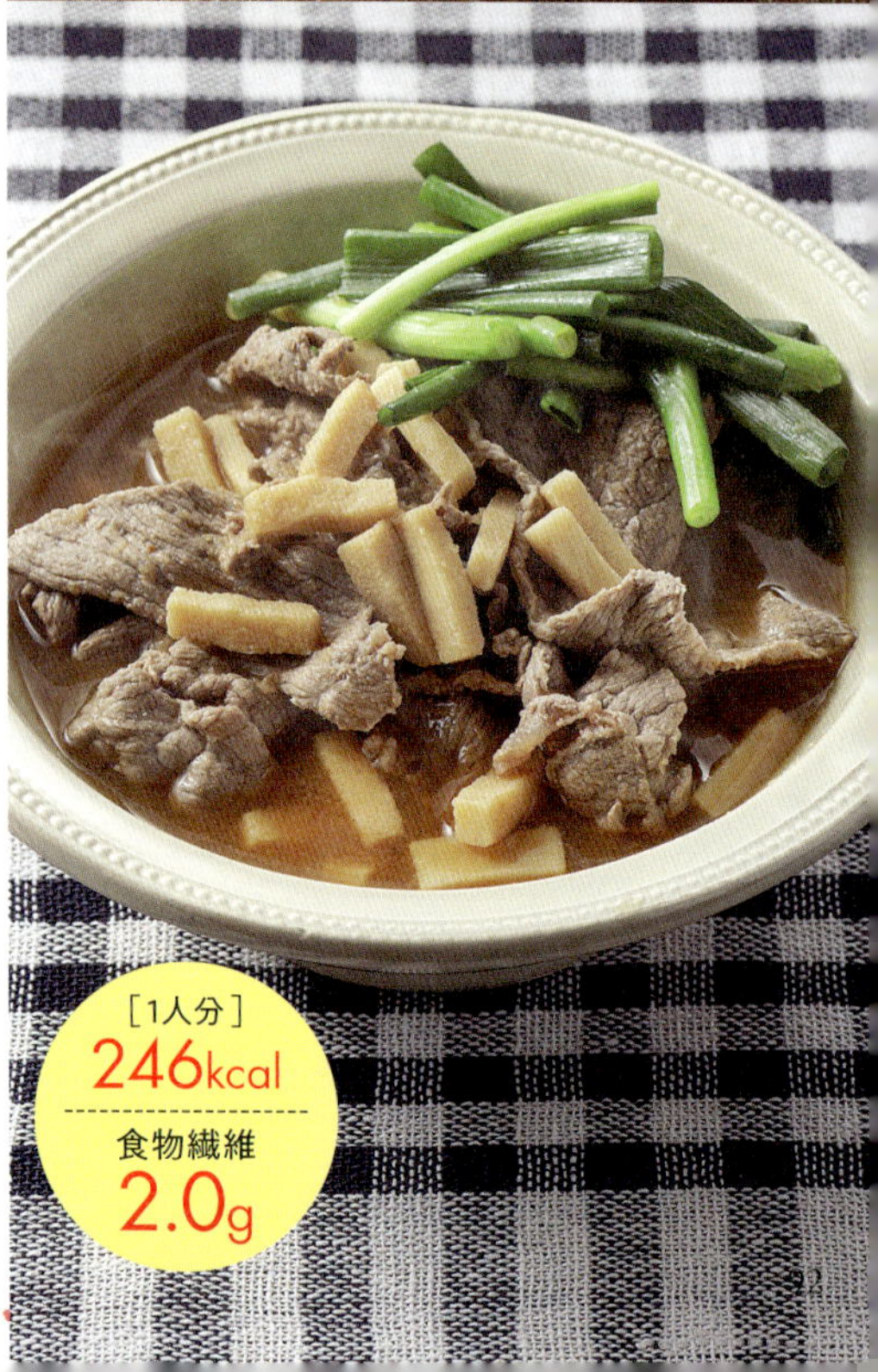

［1人分］
246kcal
食物繊維
2.0g

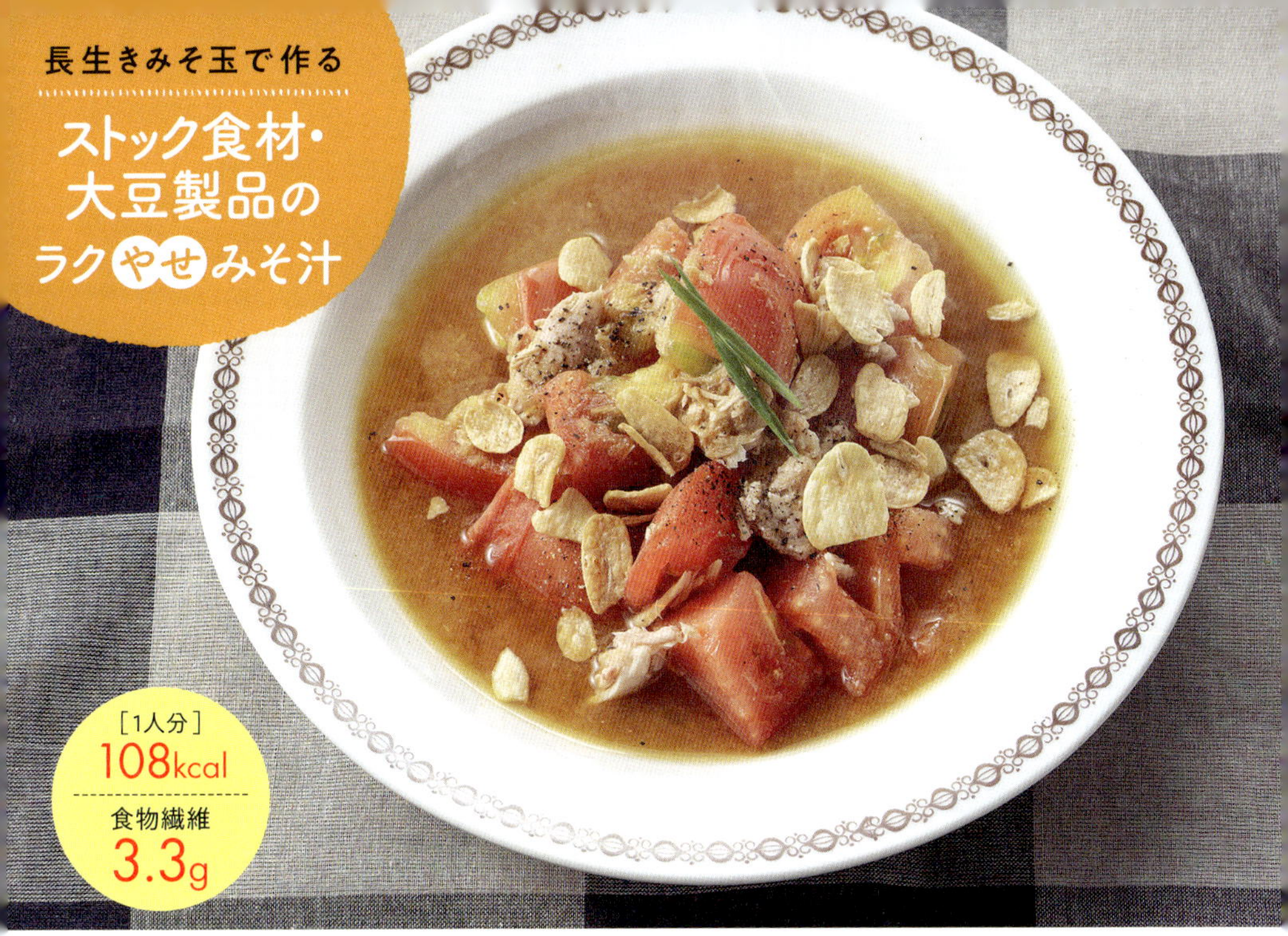

［1人分］
108kcal
食物繊維
3.3g

思い立ったらすぐ作れる！

ツナとトマトの洋風みそ汁

筋力アップ

材料（2人分）

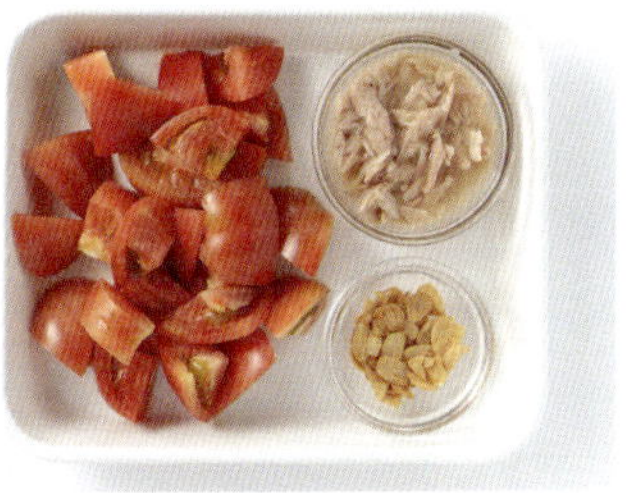

長生きみそ玉 …… 2個
ツナ缶（ノンオイル） …… 1缶（70g）
トマト …… 2個
フライドにんにく …… 大さじ1
小ねぎの細切り、こしょう …… 各適量

作り方

1 トマトはヘタを取り除き、大きめのひと口大に切る。
2 鍋にトマト、水200mℓ（分量外）を入れ、蓋をしてひと煮立ちさせる。ツナ缶を汁ごと加え、2～3分煮る。
3 火を止め、みそ玉を加えて溶かす。、フライドにんにくを散らし、小ねぎをのせて、こしょうを振る。

ポイント

ストック食材の定番、ツナ缶を使ったみそ汁。低脂肪のツナの栄養をそのままいただきたいので、オイルタイプではなく、ノンオイルタイプを使いましょう。

大豆の栄養を
トリプルでいただく方法
呉汁風

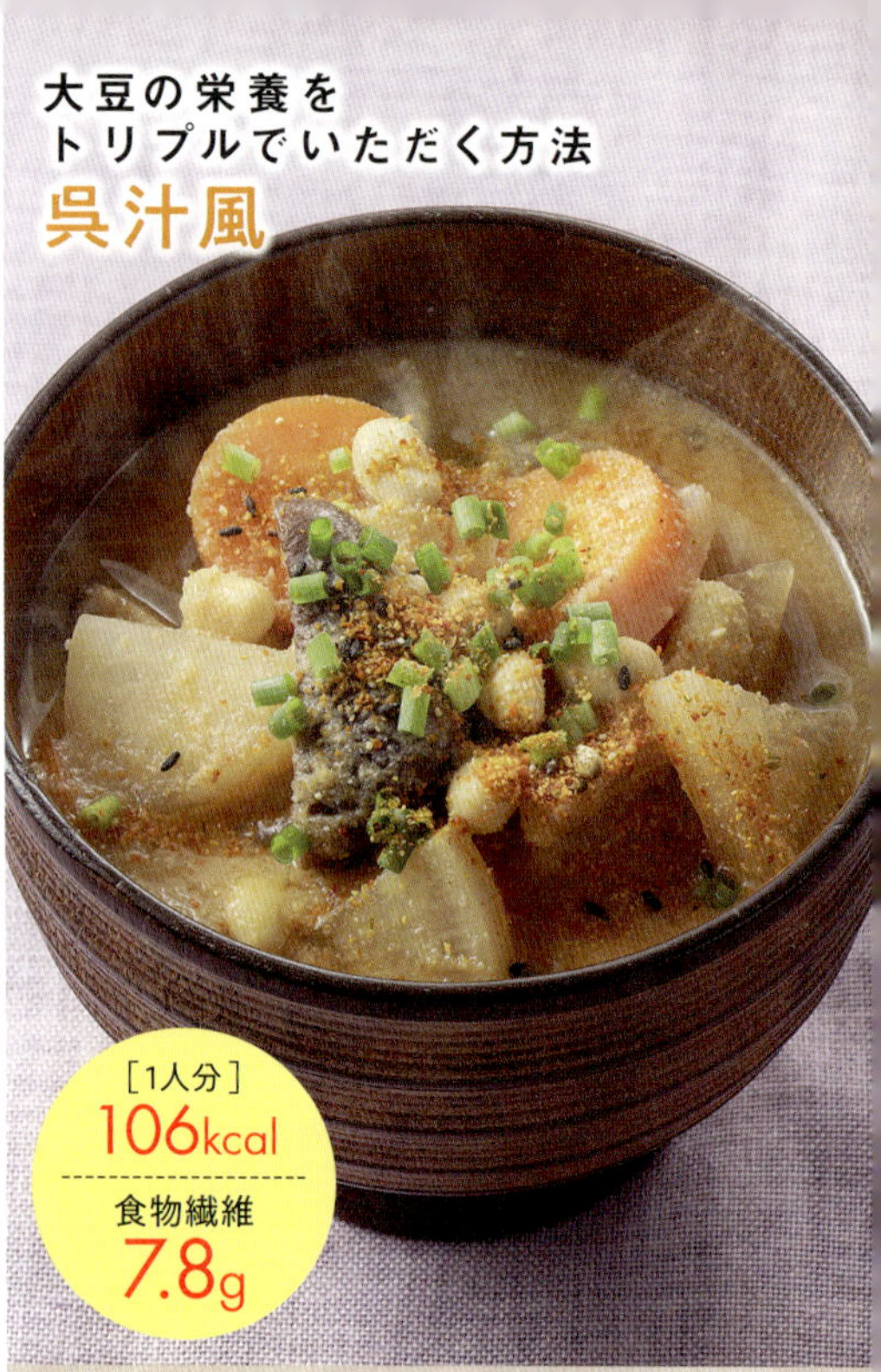

［1人分］
106kcal
食物繊維
7.8g

筋力アップ

材料（2人分）

長生きみそ玉 2個
おから 30g
小ねぎの小口切り、
七味唐辛子 ...... 各適量
A
蒸し大豆 40g
大根 100g
にんじん 1/3本
しいたけ 4枚

作り方

1 大根は7mm厚さのいちょう切りにする。にんじんは7mm厚さの輪切りにする。しいたけは石づきを取り除き、半分に切る。
2 鍋にA、水300mℓ（分量外）を入れ、蓋をしてひと煮立ちさせる。弱火にし、野菜に火が通るまで5～6分煮る。おからを加え、ひと煮立ちさせる。
3 火を止め、みそ玉を加えて溶かす。小ねぎを散らし、七味唐辛子を振る。

大豆の栄養を
トリプルでいただく方法その2
とろっとろみそ汁

美肌効果

材料（2人分）

長生きみそ玉 2個
ひきわり納豆 1パック
絹ごし豆腐 150g
長ねぎ 20g
なめこ 1袋
すりごま 大さじ2

作り方

1 豆腐は1cm角に切る。ねぎは小口切りにする。納豆は混ぜる。
2 鍋になめこ、水1と1/3カップ（分量外）を入れ、蓋をしてひと煮立ちさせる。1、すりごまを加え、1～2分火にかける。
3 火を止め、みそ玉を加えて溶かす。

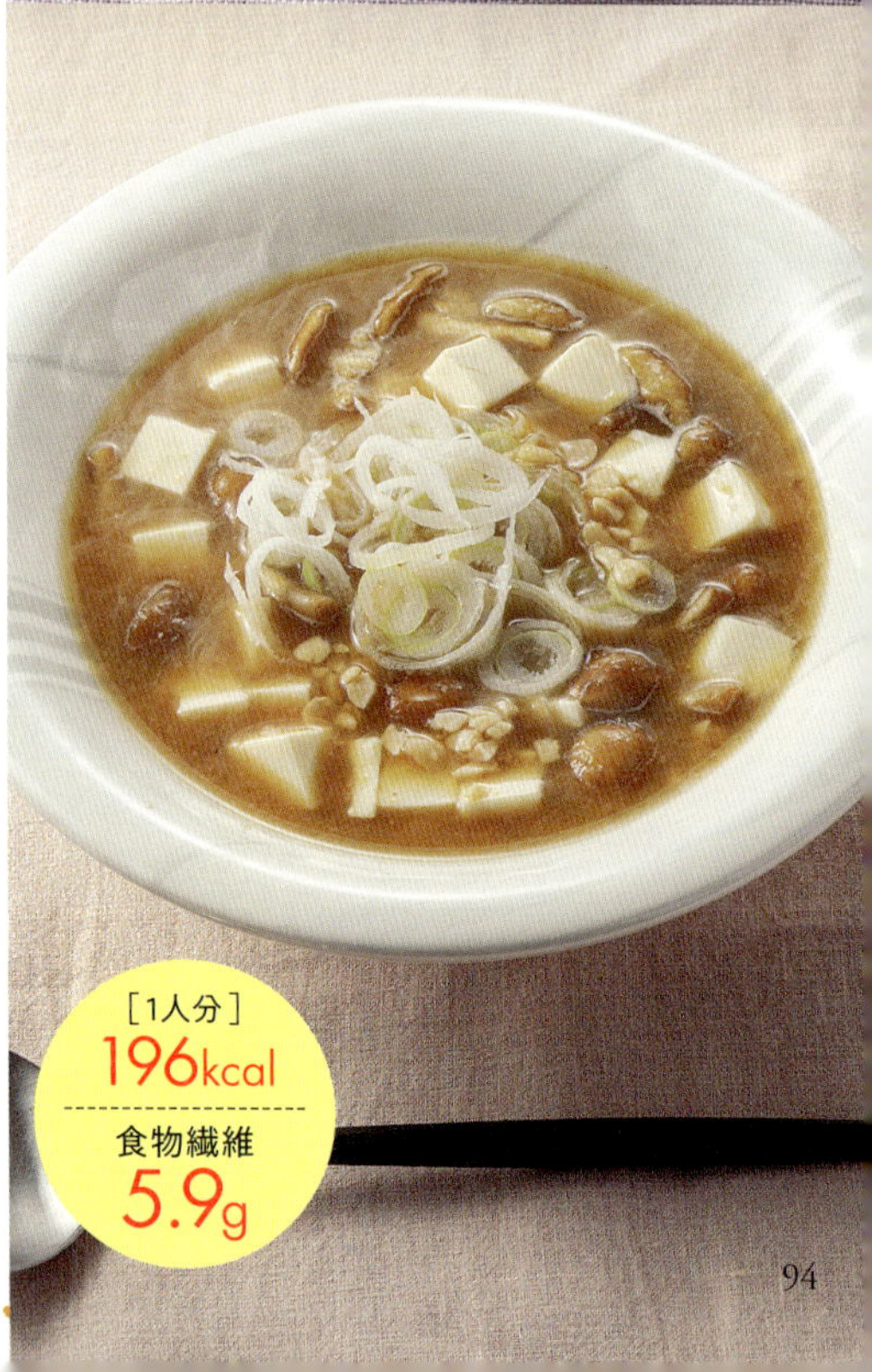

［1人分］
196kcal
食物繊維
5.9g

調理しやすく食べやすい乾物を活用

きくらげと豆腐のみそ汁

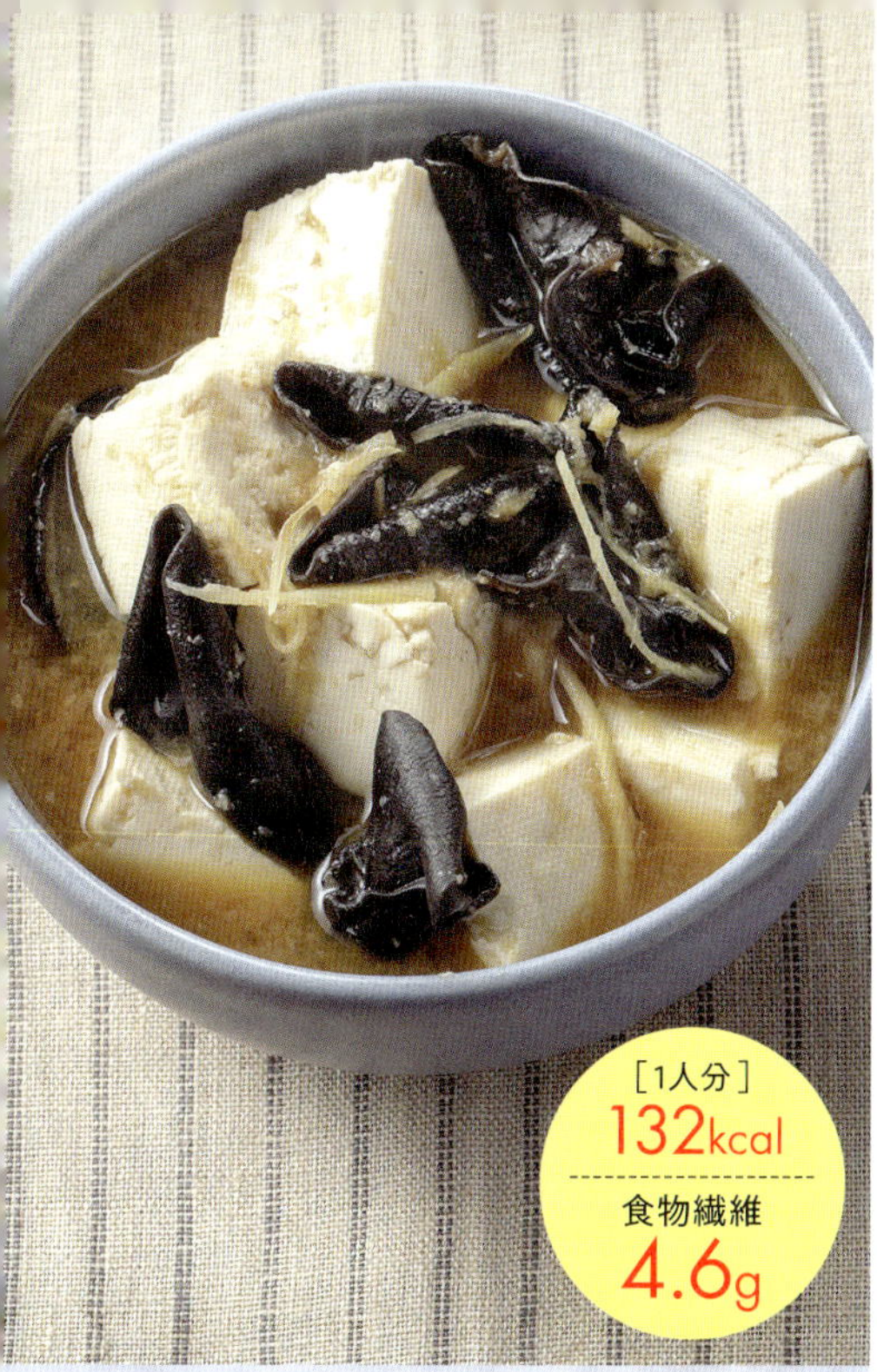

［1人分］
132kcal
食物繊維
4.6g

便秘解消

材料(2人分)

長生きみそ玉 2個
ごま油 ...... 少々
A 木綿豆腐 200g
A きくらげ(乾燥) ...... 大さじ2(10g)
A しょうが 1かけ

作り方

1 豆腐は3cm角に切る。しょうがはせん切りにする。
2 鍋にA、水300mℓ（分量外）を入れ、蓋をしてひと煮立ちさせてから2分くらい煮る。
3 火を止め、みそ玉を加えて溶かす。ごま油を加える。

さけの缶詰を入れてもOKです！

ちゃんちゃん風みそ汁

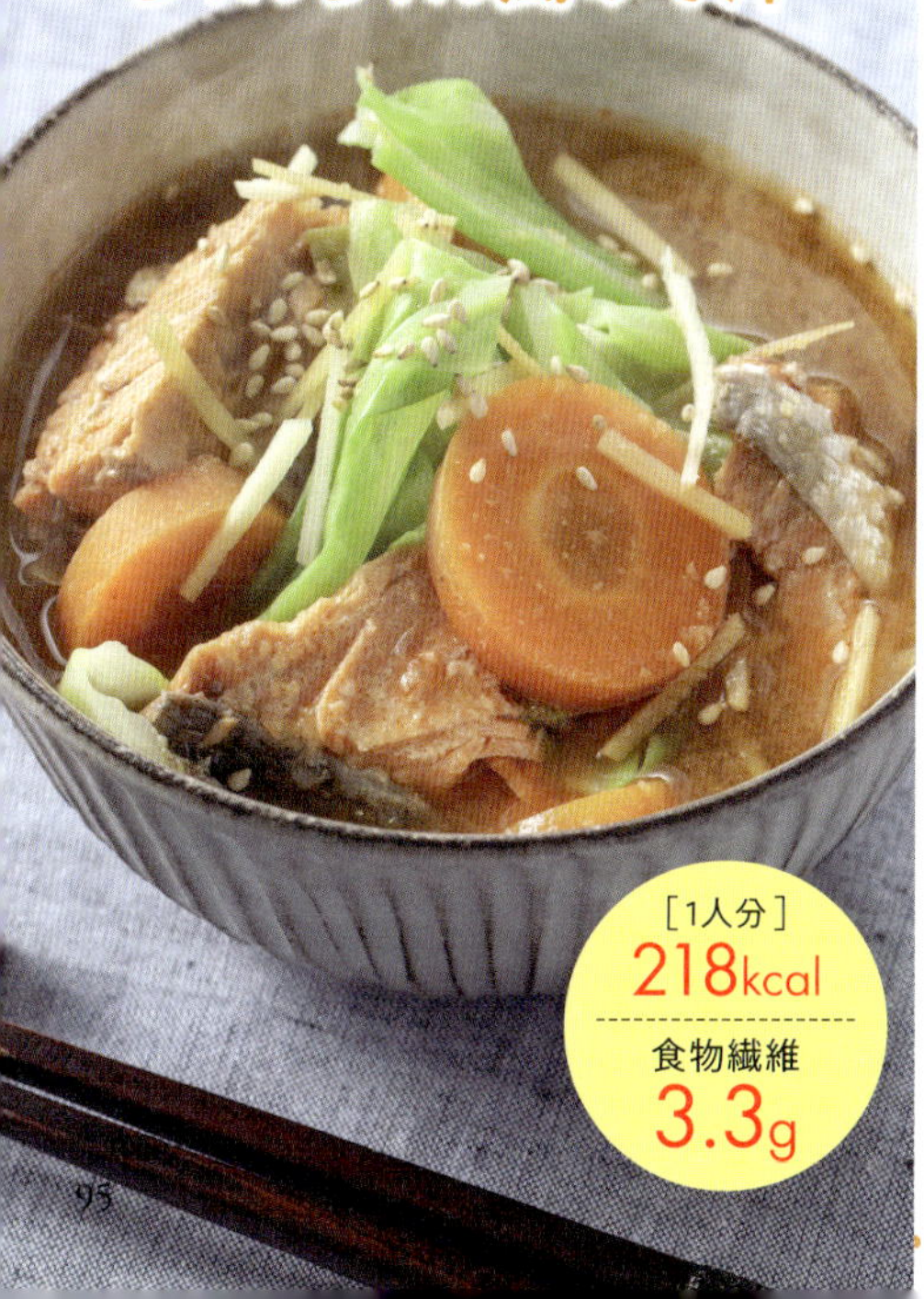

［1人分］
218kcal
食物繊維
3.3g

疲労回復

材料(2人分)

長生きみそ玉 2個
さけ缶(水煮) ...... 1缶(180g)
キャベツ 100g
にんじん 1/2本
しょうが 2かけ
酒 大さじ1
ごま ...... 適量

作り方

1 キャベツは3cm幅のざく切りにする。にんじんは皮をむかずに7mm厚さの輪切りにする。しょうがは太めのせん切りにする。
2 鍋ににんじん、しょうが、水300mℓ（分量外）を入れ、蓋をしてひと煮立ちさせてから、にんじんに火が通るまで2～3分煮る。さけ缶を汁ごと、酒を加え、ひと煮立ちさせる。キャベツを加え、しんなりとするまで煮る。
3 火を止め、みそ玉を加えて溶かす。ごまを振る。

教えて、小林先生!

ウォーキングのメリット・デメリット

激しい運動をして強引に体重を落とすダイエットは感心できませんが、適度に体に負荷をかける運動なら推奨できます。**私のイチオシはウォーキング**です。意識的に歩くことによってエネルギー代謝の向上がもたらされ、やせやすい体がつくり上げられます。それだけでなく、ストレス解消や快眠の促進も図れますので、得られる効果は絶大です。

歩くのがゆっくり過ぎると負荷が生じないので、**大股で早く歩くことが大事**。その際、視線を落とさずに遠くを見て、背筋を伸ばし、腕を大きくふることを心がけてください。速く歩くターンとゆっくり歩くターンを交互にこなすインターバルウォーキングも有効です。

また、運動としてのウォーキングだけでなく、移動の際にあえて遠回りをするなど、ふだんから歩く時間を長くすることも、ダイエットを成功に導くために欠かせない要素ですので、日々実践するように努めましょう。

しかし、なにごともそうですが“やり過ぎ”は禁物。歩く時間や歩数が、長かったり多かったりすればいいというわけではありません。求められるのは“適量”です。

歩き過ぎると、健康効果が得られないばかりか、免疫機能の低下をまねく恐れがあり、かえってマイナスになってしまいます。やめどきの目安は、歩いていて疲労を感じるかどうか。疲れているということは、免疫機能が低下しているということであり、そのまま続けると、寿命を縮めることになりかねません。

意識すべきは「ほどほど」。これを常に念頭に置いて、ウォーキングに勤しんでください。

第5章

＼「長生きみそおかず」の
やせ効果を拡大／

「ラクやせ
みそおかず」レシピ

ご飯のおともにぴったりな
おかずだけじゃなく、
おしゃれな一品もあります♪

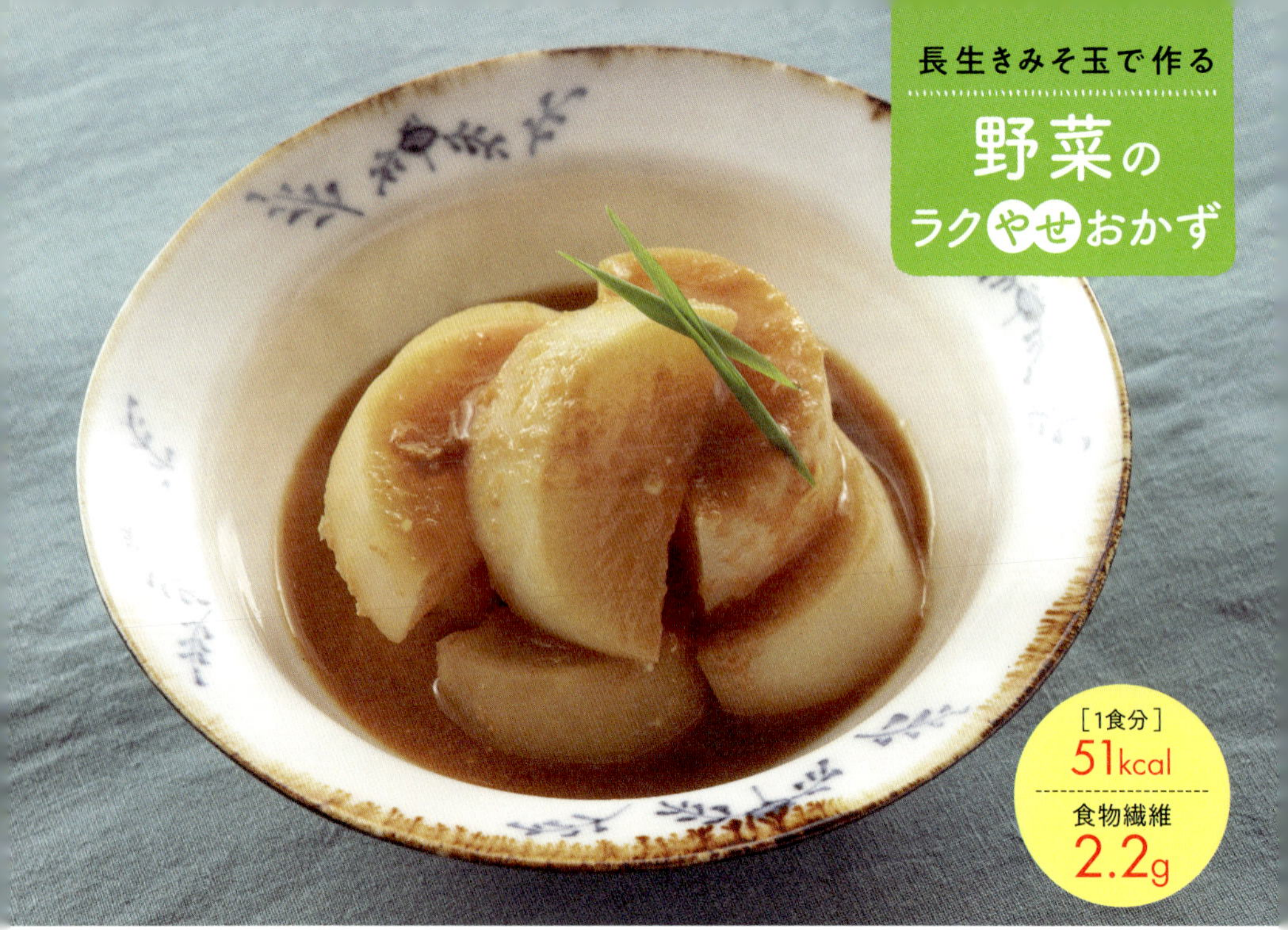

［1食分］
51kcal
食物繊維
2.2g

ほったらかしでストレスフリー

炊飯器で大根のとろっとからしみそ煮

ストレス解消

材 料（作りやすい分量）

長生きみそ玉 …… 3個
大根 …… 500g
しょうが …… 2かけ
A
からし …… 小さじ1
砂糖、しょうゆ、片栗粉 …… 各大さじ1/2
水 …… 3/4カップ

作り方

1 大根は皮をむかずに1.5～2cm厚さの半月切りにする。しょうがは薄切りにする。
2 炊飯器に大根の皮目を下にして入れ、しょうがも入れる。合わせたA、みそ玉を加え、蓋をして通常炊きをする。
3 炊き終わったら、大根に煮汁をかけていただく。

ポイント

炊飯器におまかせのレシピ。余計なストレスから解放されます。好みで、煮汁は小鍋などで煮詰めてからかけてもOKです。残ったら、こんにゃくなどにかけてもおいしいです。

※カロリーと食物繊維の量は、レシピの1/5量を1食分として計算しています。

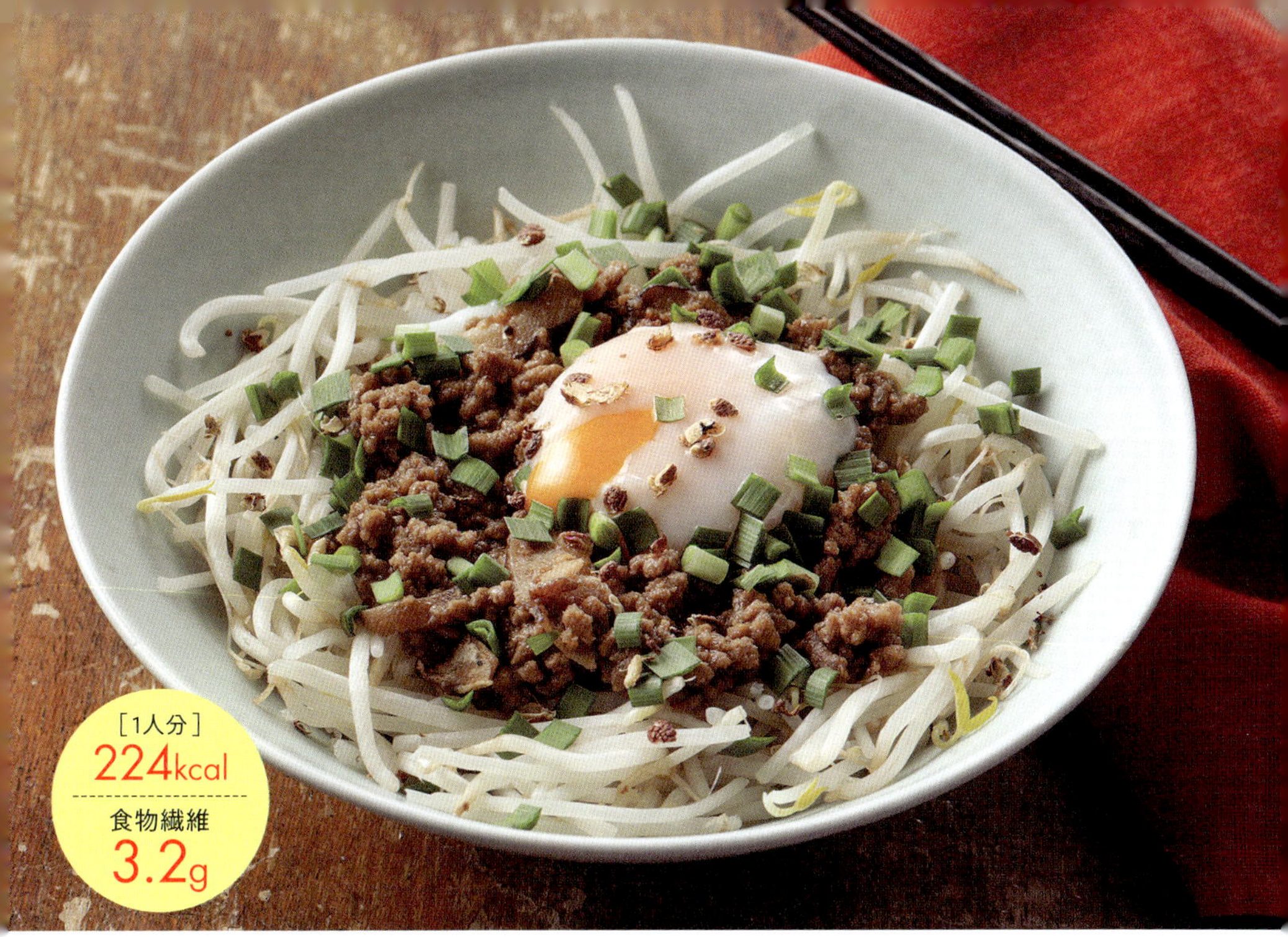

レンチン肉みそでもやしがススム！

もやしのまぜそば風

血流アップ

材料（2人分）

長生きみそ玉 …… 2個
豚ひき肉 …… 80g
温泉卵 …… 1個
もやし …… 1袋
にら …… 1本
花山椒 …… 適量
A
干ししいたけ（薄切り） …… 3g
五香粉 …… 小さじ1/4
酢、みりん、酒 …… 各大さじ1

作り方

1 にらは小口切りにする。
2 肉みそを作る。耐熱容器にひき肉、Aを入れて混ぜる。ふんわりとラップをかけて電子レンジで2分加熱する。一度取り出して全体を混ぜる。みそ玉をのせ、ラップをかけずに3分加熱する。
3 別の耐熱容器にもやしを入れ、ラップをかけて電子レンジで2分加熱する。2、温泉卵をのせ、1を散らして、花山椒を振る。

ポイント

肉みそがおいしくて、もやしをもりもり食べられます。もやしはひげ根に食物繊維があるので、取らなくても。そのほか、カルシウムやカリウムも含まれています。

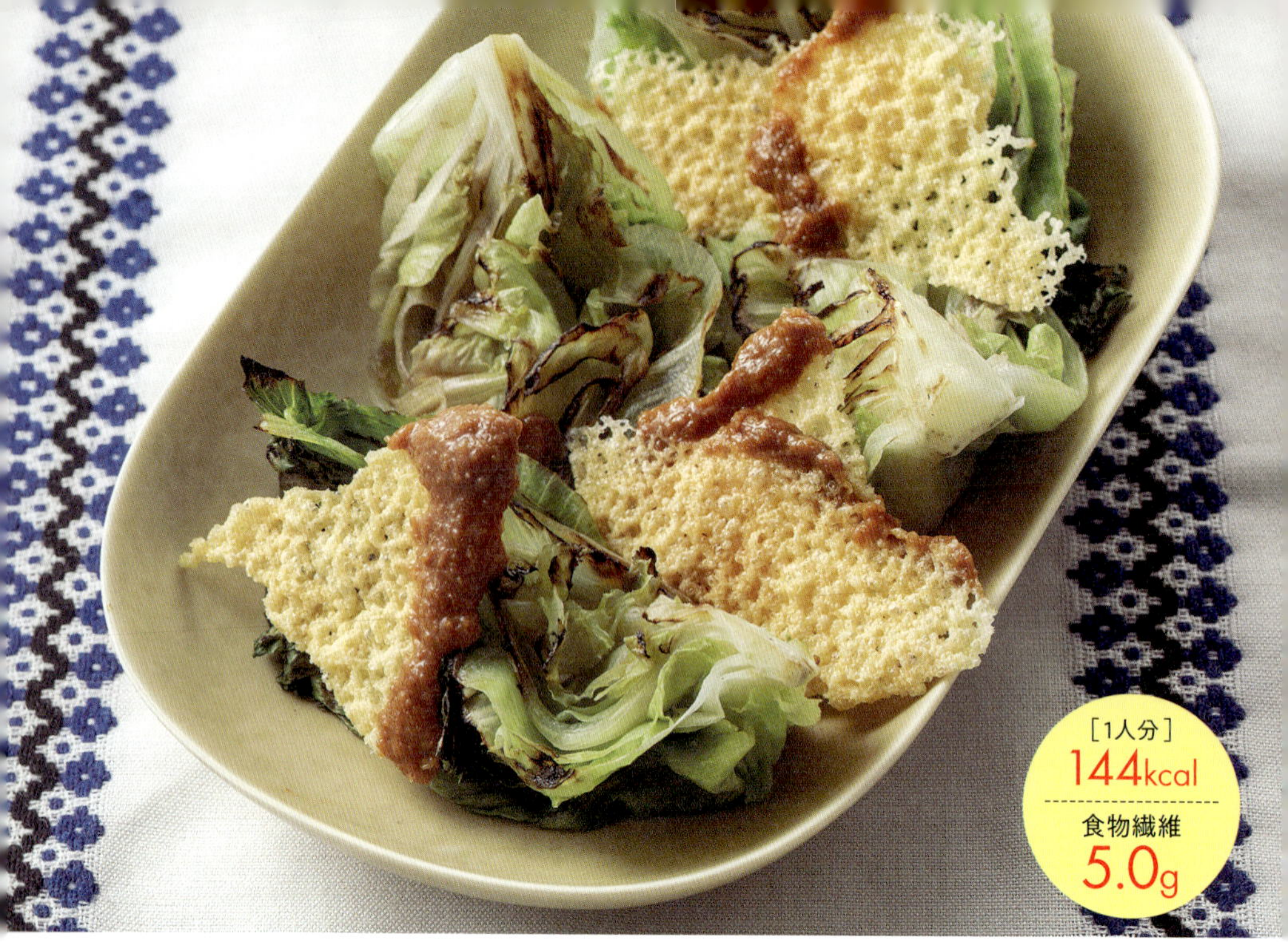

レタス1個を簡単に食べる方法

焼きレタスとパリパリチーズのサラダ

快眠

材料(2人分)

長生きみそ玉 1個
レタス 2個
ピザ用チーズ 40g

作り方

1 レタスは芯を残しながらそれぞれを4等分に切る。フライパンに入れ、強めの中火で焼く。全体に焼き色をつけて取り出す。

2 耐熱皿にクッキングシートを敷き、ピザ用チーズを直径15cmくらいに散らして広げる。電子レンジでこんがりと色がつくまで1分20秒くらい加熱する。粗熱を取り、お好みの大きさに切る。

3 耐熱容器にみそ玉を入れ、電子レンジで20～30秒加熱して溶かす。2につけて、レタスとともに盛りつける。

ポイント

レタスの芯に多く含まれるラクチュコピクリンが眠りを誘うメラトニンに似た働きをします。手順2で電子レンジで加熱するとき、1分20秒以降は焦げやすくなるので、少しずつ延長しましょう。

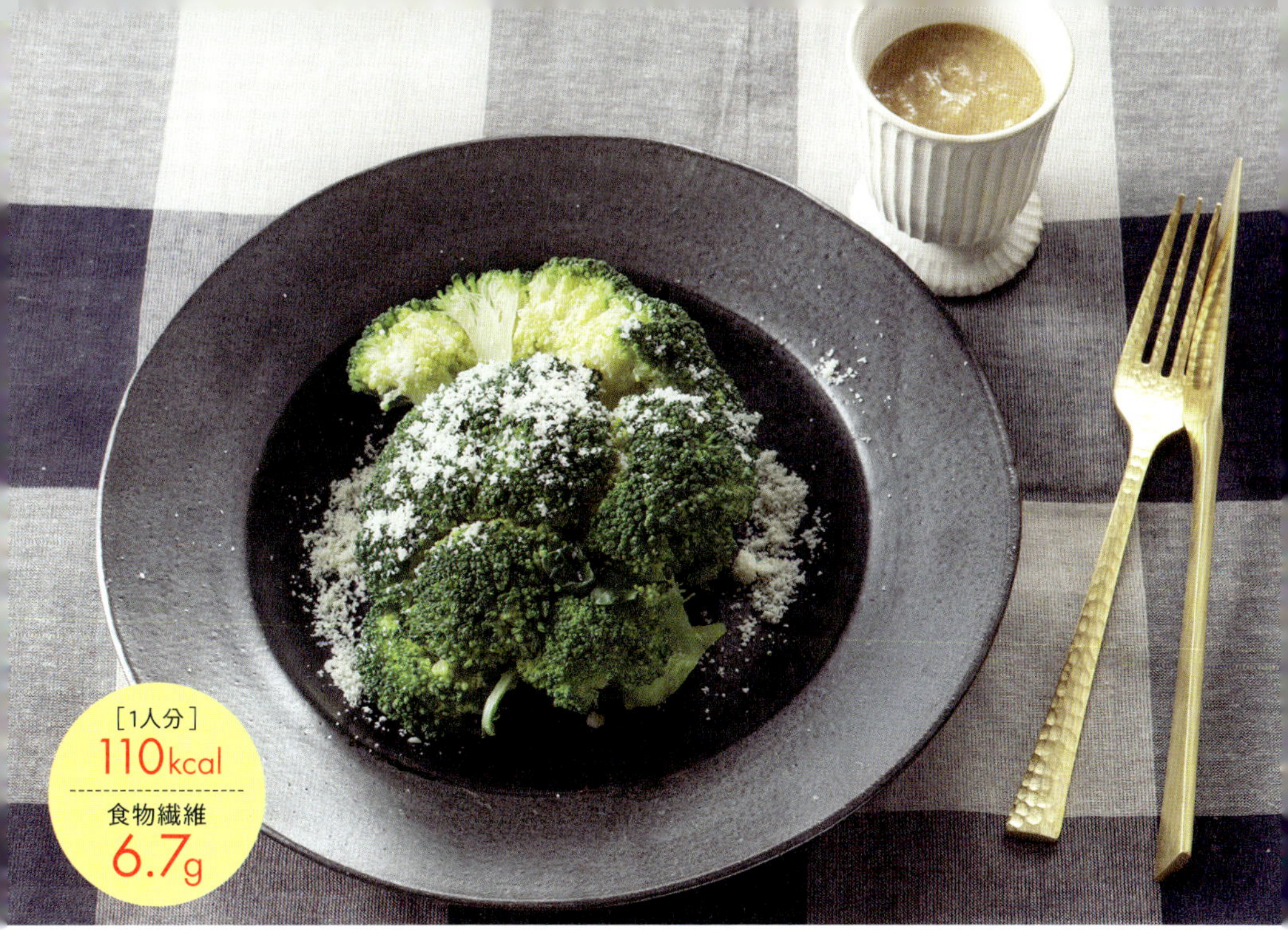

［1人分］
110kcal
食物繊維
6.7g

長生きみそソースで丸ごと豪快に！

ブロッコリーのみそヨーグルトソース

筋力アップ

材料（2人分）

長生きみそ玉 2個
ブロッコリー 1株
ヨーグルト 大さじ3
パルメザンチーズ 大さじ1
タバスコ ...... 適量

作り方

1 ソースを作る。耐熱容器にみそ玉を入れ、電子レンジで20〜30秒加熱して溶かす。ヨーグルト、パルメザンチーズを加えて混ぜ合わせる。タバスコを加え、好みの辛さにする。
2 ピーラーでブロッコリーの茎のかたい部分の皮をむく。耐熱容器に入れ、ラップをふんわりとかけて火が通るまで電子レンジで3〜4分加熱する。
3 器に盛りつけ、好みでパルメザンチーズをかける。1をかけながらいただく。

ポイント

含まれる栄養素が豊富なブロッコリー。ビタミンB_1やB_6、ビタミンC、たんぱく質が豊富で、最近は筋トレが好きな人たちに人気の食材です。手順2で竹串が刺されば、火が通っている証拠。

酒粕のアミノ酸もたっぷりです

きゅうりの ピリ辛粕みそ和え

美肌効果

材料（2人分）

長生きみそ玉 …… 1個
きゅうり …… 2本
酒粕 …… 小さじ2
一味唐辛子 …… 小さじ1/4

作り方

1 きゅうりを乱切りにする。
2 大きめの耐熱容器に酒粕、水大さじ2（分量外）を入れ、ふんわりとラップをかけて電子レンジで30秒加熱する。
3 全体をよく混ぜ、ラップをかけずに再度電子レンジで1分加熱する。みそ玉を加え、電子レンジで20秒加熱して溶かす。1、一味唐辛子を加え、全体を混ぜる。

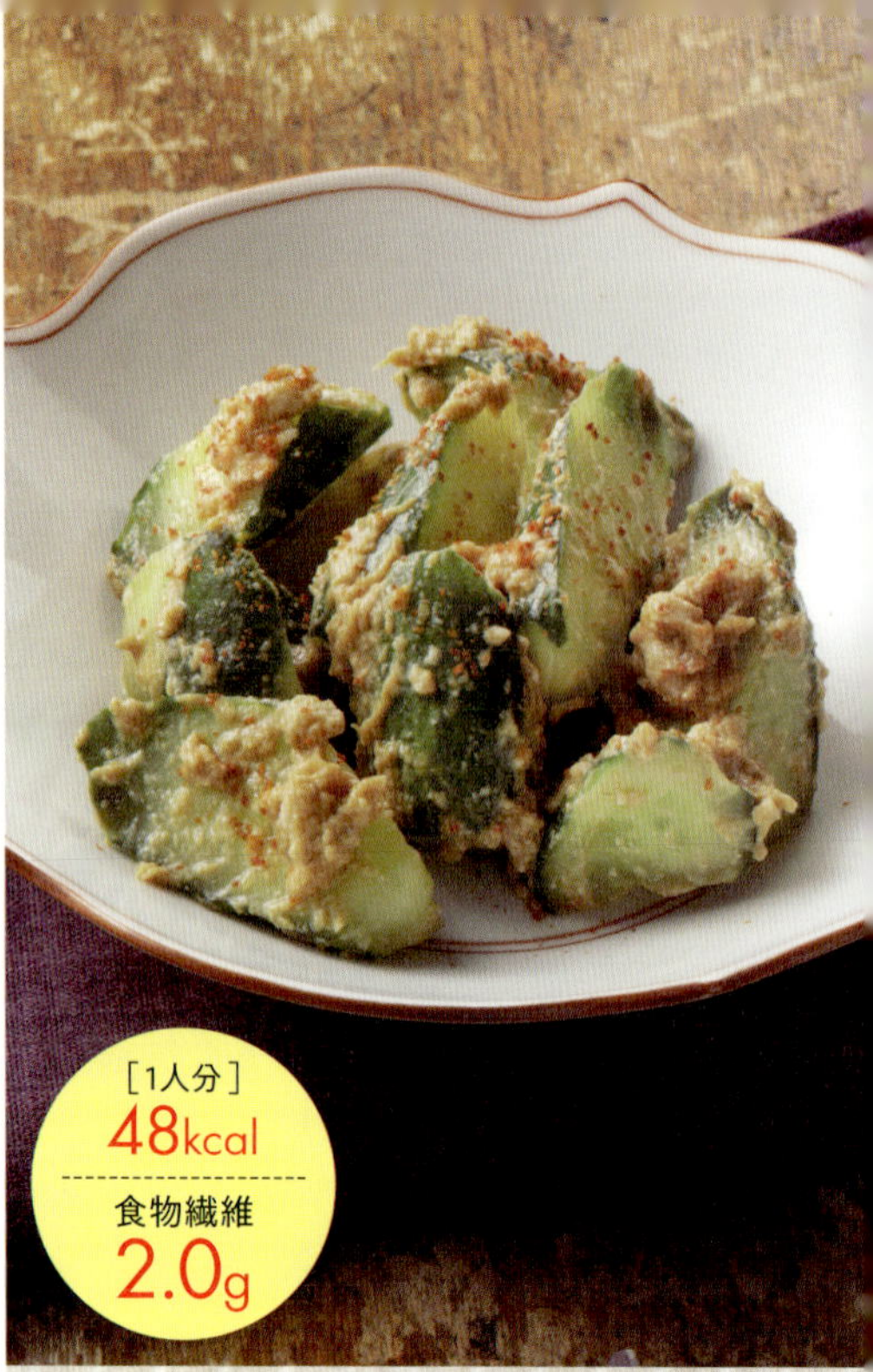

［1人分］
48kcal
食物繊維
2.0g

緑黄色野菜で屈指の栄養の豊富さ

ほうれん草としめじの ごまみそ和え

美肌効果

材料（2人分）

長生きみそ玉 …… 1個
ほうれん草 …… 100g
しめじ …… 50g
A 砂糖 …… 小さじ2/3
A すりごま …… 大さじ1

作り方

1 ほうれん草は4cm長さに切る。しめじは石づきを取り除き、ほぐす。ボウルなどにAを合わせておく。
2 耐熱容器にほうれん草、しめじを入れ、ラップをふんわりとかけて、電子レンジで2分加熱する。水にさらして冷やし、水気をしぼる。
3 別の耐熱容器にみそ玉を入れ、電子レンジで20～30秒加熱して溶かす。Aを加え、和え衣を作って2を加え、全体を混ぜ合わせる。

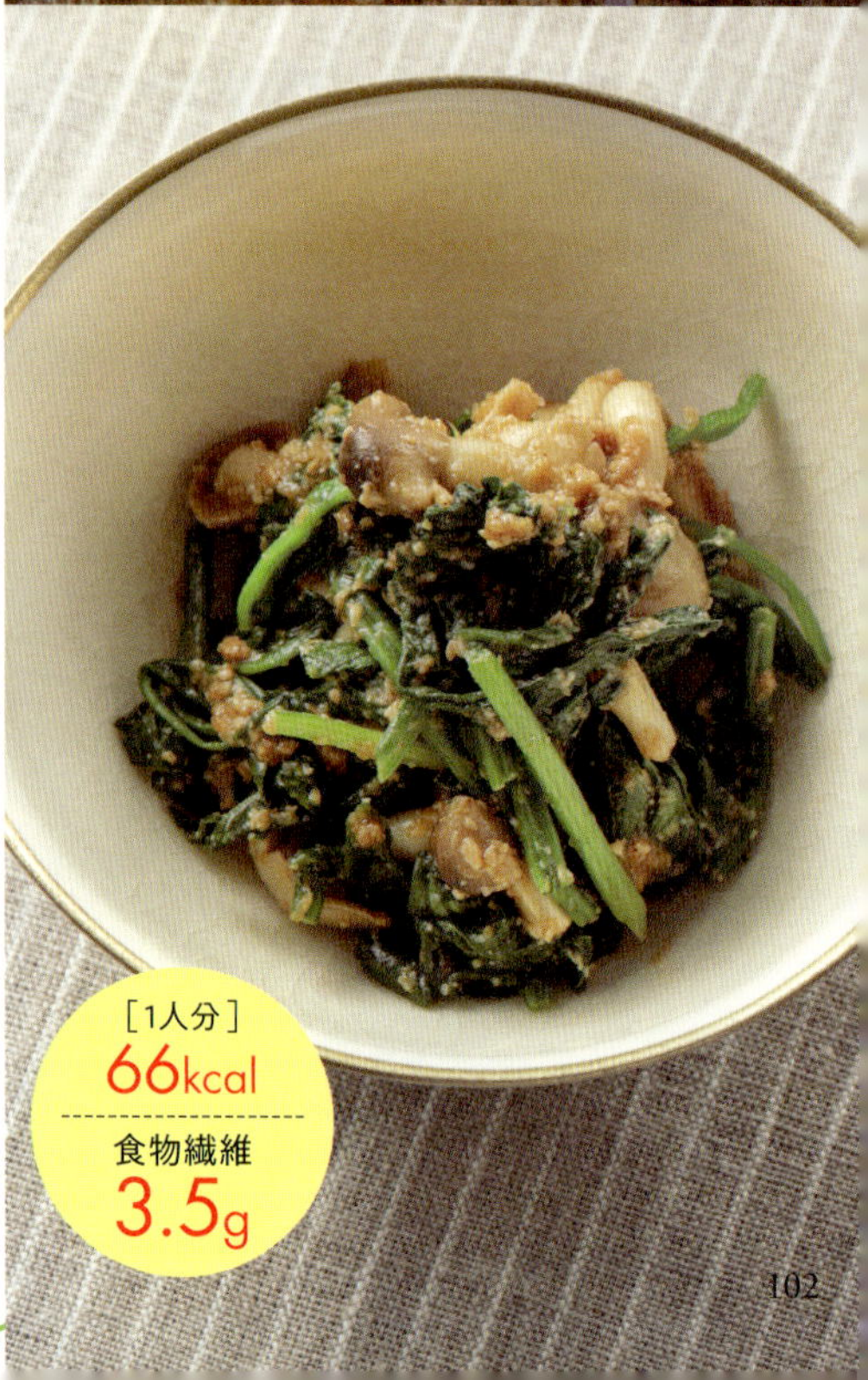

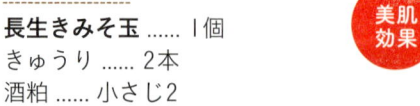

［1人分］
66kcal
食物繊維
3.5g

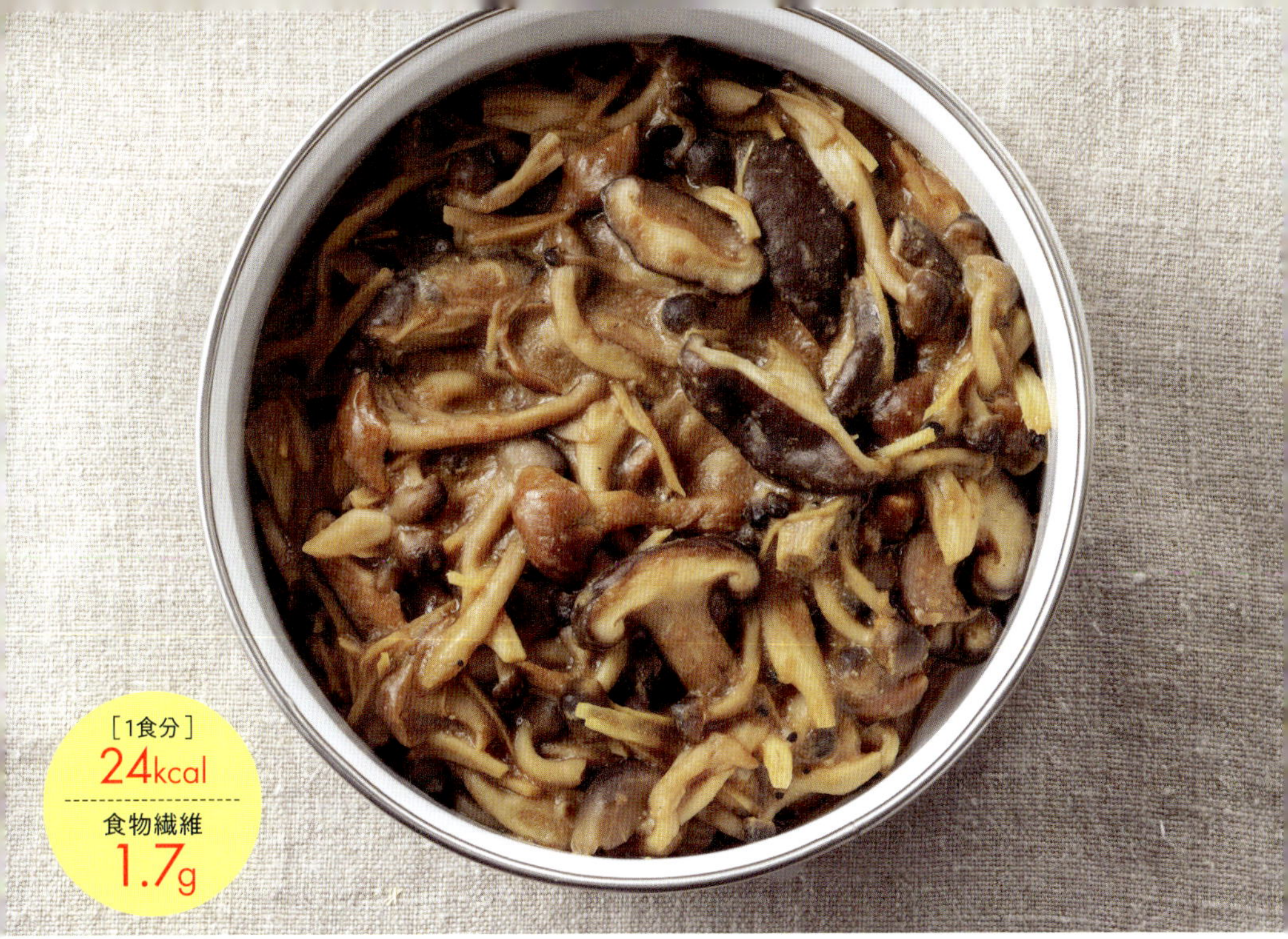

［1食分］
24kcal
食物繊維
1.7g

きのこいっぱい！　レンチン作りおきおかず

きのこのラクやせみそ佃煮

ストレス解消

材 料（作りやすい分量）

しいたけ …… 6枚
しめじ …… 1パック（200g）
なめこ …… 1袋
しょうが…2かけ

A	
	長生きみそ玉 …… 2個
A	しょうゆ …… 小さじ1/2
	みりん …… 大さじ2

作り方

1 しいたけは石づきを取り除き、5㎜幅の薄切りにする。しめじは石づきを取り除き、ほぐす。しょうがはせん切りにする。
2 耐熱容器に1、なめこ、Aを入れ、ふんわりとラップをかけて電子レンジで6分加熱する。一度取り出し、ラップをかけずに6分加熱する。
3 保存容器などに移し入れ、粗熱がしっかりと取れたら冷蔵庫で保管する。

ポイント

保存期間は冷蔵庫で４～５日です。まとめて作りおきしておけば、食事の準備の手間が省けてストレスの解消にも。

※カロリーと食物繊維の量は、レシピの 1/10 量を１食分として計算しています。

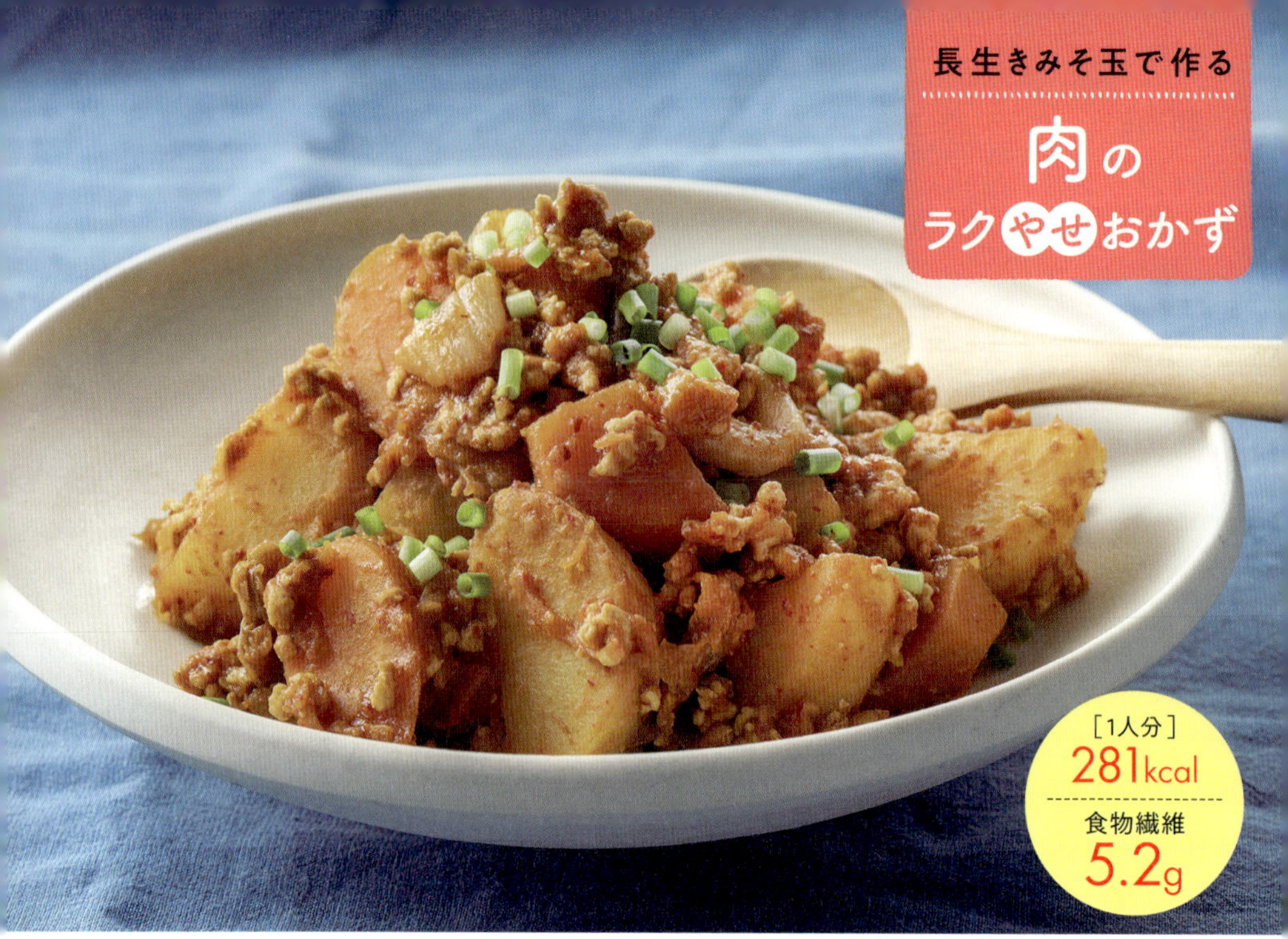

［1人分］
281kcal
食物繊維
5.2g

Wポリフェノールで免疫力アップ

みそキムチ肉じゃが

免疫力アップ

材料（2人分）

長生きみそ玉 2個
鶏ひき肉（むね肉） 100g
じゃがいも 2個
にんじん 50g
白菜キムチ 100g
小ねぎの小口切り ...... 適量

作り方

1 じゃがいもはひと口大に切り、もみ洗いをする。にんじんは、じゃがいもよりも一回り小さめに切る。
2 鍋に油をひかず、ひき肉を入れてぽろぽろとするまで炒める。火を止め、1、みそ玉、キムチ、水150㎖（分量外）を加えて蓋をし、強めの中火でひと煮立ちさせる。弱火にして10分煮る。
3 じゃがいもに火が通ったら、蓋を外して水分を飛ばしながら煮切る。
4 器に盛りつけ、小ねぎを散らす。

ポイント

じゃがいもとにんじんはいずれも皮つきで調理します。じゃがいもはビタミンCを保てますし、抗酸化作用のあるポリフェノールが皮に近い部分に豊富。にんじんも皮の近くにポリフェノールを多く含んでいます。

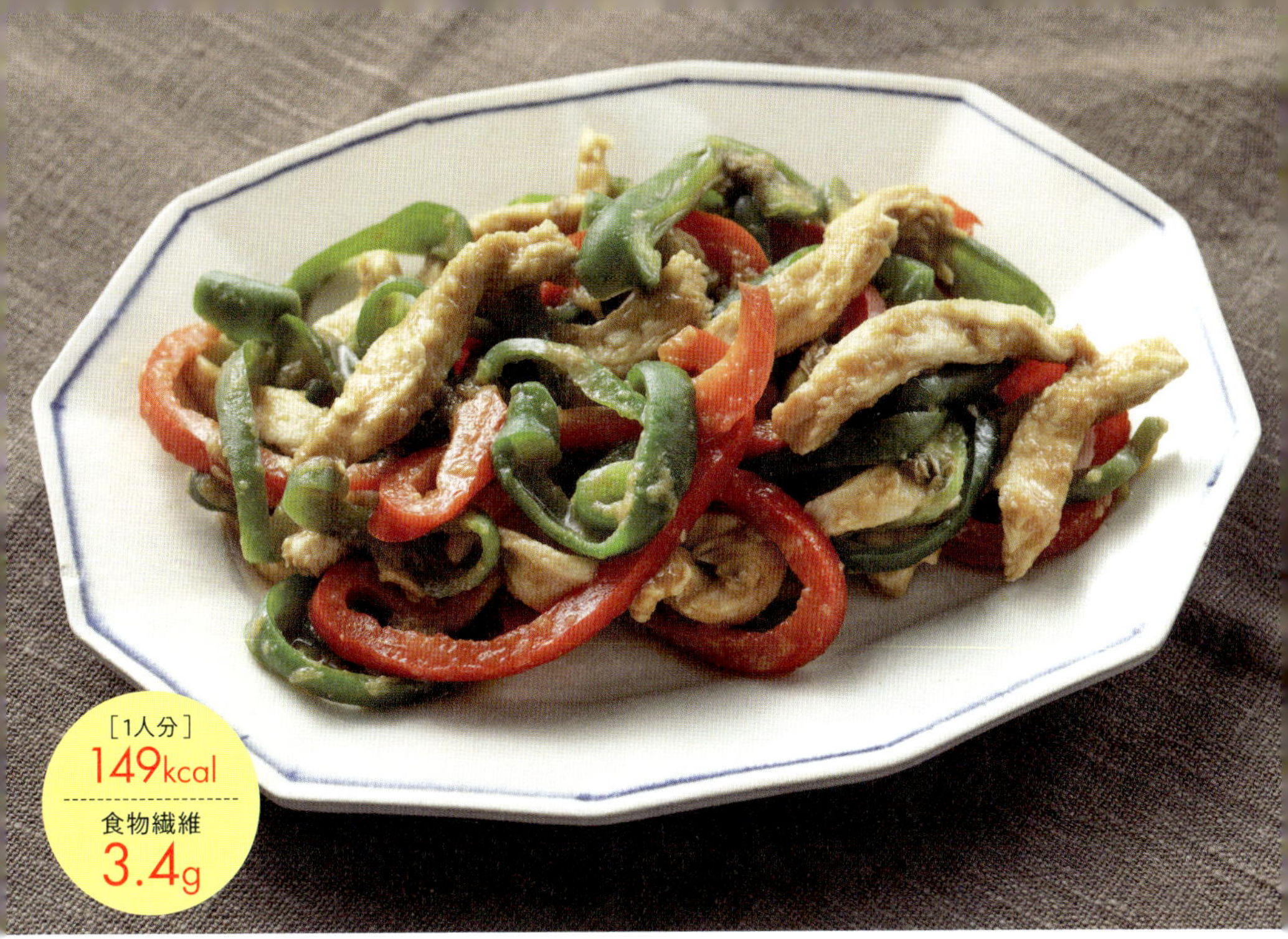

［1人分］
149kcal
食物繊維
3.4g

電子レンジで作れる簡単炒めもの

鶏と細切りピーマンのレンチン炒め

ストレス解消

材料（2人分）

長生きみそ玉 1個
鶏むね肉（皮なし）...... 100g
ピーマン 5個
パプリカ 1/2個
オイスターソース 小さじ2
みりん 大さじ1
片栗粉 小さじ1

作り方

1 ピーマン、パプリカはヘタを取り除き、8㎜幅の細切りにする。鶏肉は繊維に沿って8㎜幅の細切りにする。
2 耐熱ボウルにピーマン、パプリカを入れ、全体に片栗粉をまぶす。ふんわりとラップをかけ、電子レンジで2分加熱する。鶏肉、みそ玉、オイスターソース、みりんを入れてざっくりと混ぜ合わせ、再びラップをかけて電子レンジで2分加熱する。
3 全体をよく混ぜる。鶏肉に火が通っていなければ、ラップをかけ、余熱で火を通す。

ポイント

ピーマンは縦切りにすると、ビタミンCやβ-カロテンといった栄養が逃げにくくなります。パプリカはピーマンの約7倍のβ-カロテンが含まれているといわれます。

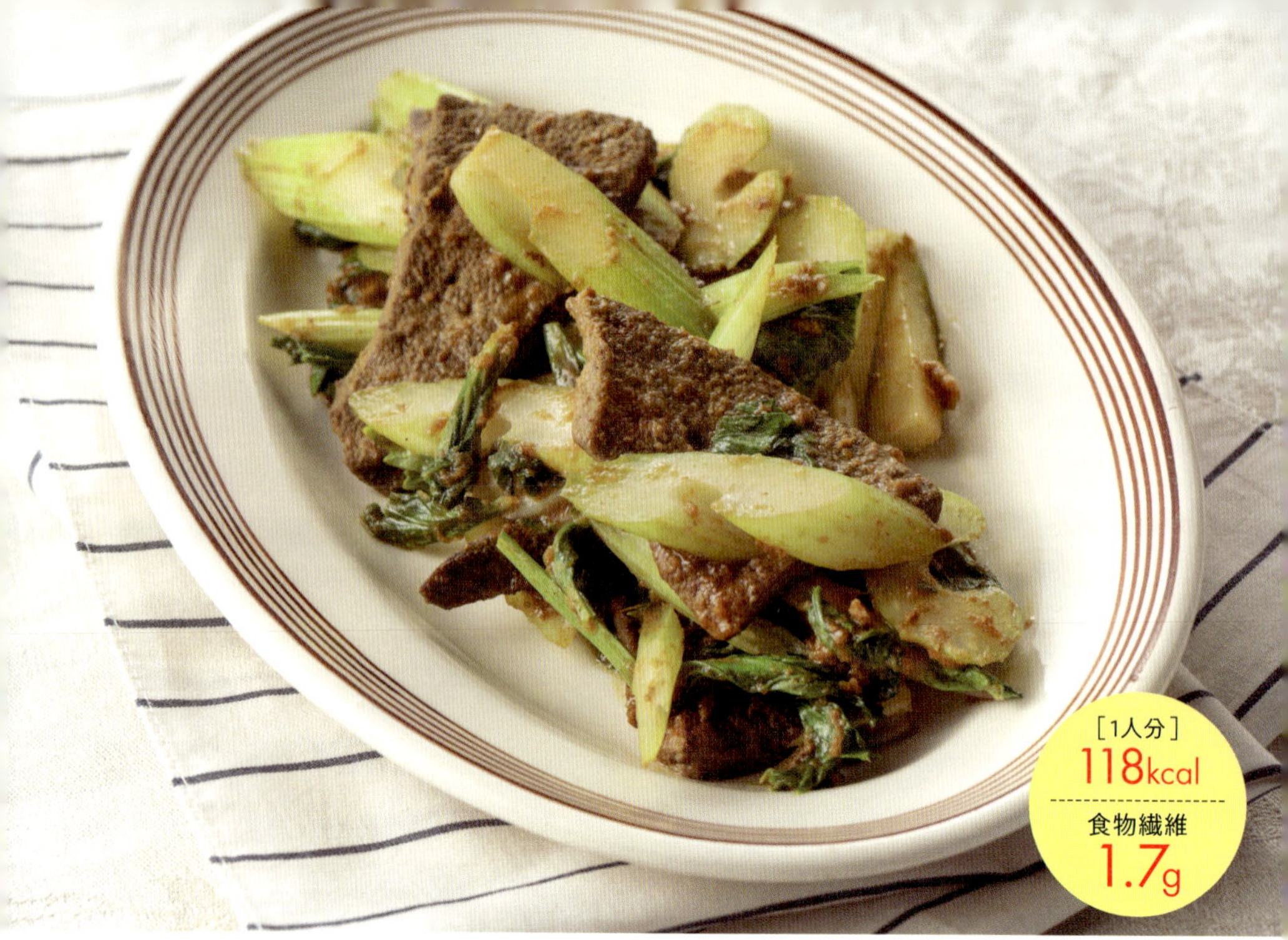

［1人分］
118kcal
食物繊維
1.7g

栄養満点の豚レバーをお手軽に♪

豚レバーとセロリのカレー炒め

疲労回復

材料（2人分）

長生きみそ玉 …… 1個
豚レバー …… 100g
セロリ …… 1本
サラダ油 …… 小さじ1
A
おろしにんにく、おろししょうが …… 各　小さじ1/2
カレー粉 …… 小さじ1
塩 …… 少々

作り方

1 耐熱容器にみそ玉を入れ、電子レンジで20～30秒加熱して溶かす。レバーは7mm幅に切り、ボウルなどに入れてAと合わせる。セロリは筋を取り除き1.5cm幅の斜め切りにする。葉も同じように切る。
2 フライパンにサラダ油を熱し、レバーを入れて焼きつけるようにして炒める。色が変わってきたらセロリを加えて炒める。
3 葉がしんなりとしてきたら1のみそ玉を加え、好みで塩で味を調える。

ポイント

豚レバーは目や皮膚の健康に関係するビタミンAの量が肉類の中でトップクラス。ビタミンB_1、ビタミンB_2もたっぷり含まれ、疲労回復や美肌にも効果あり！

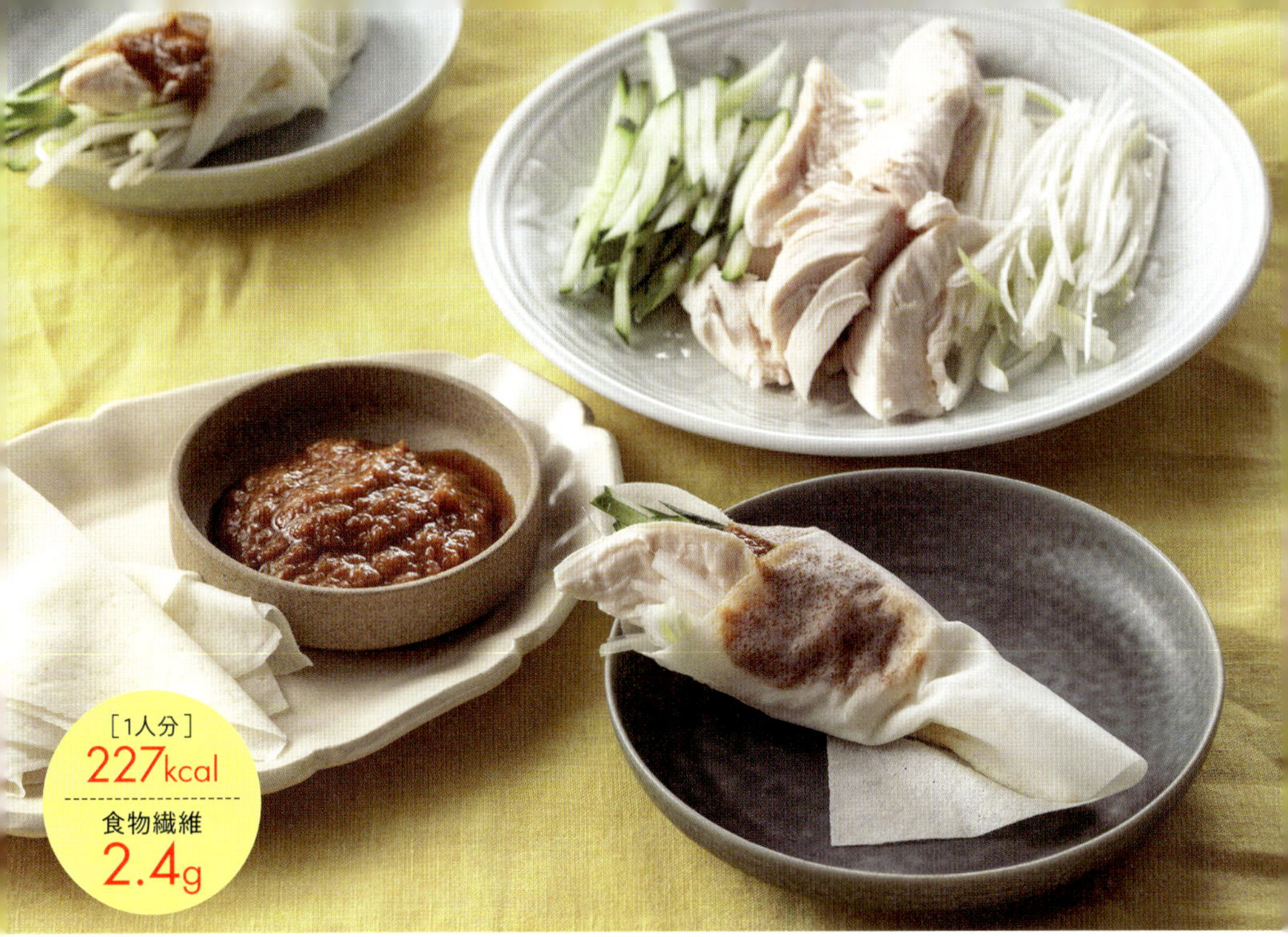

［1人分］
227kcal
食物繊維
2.4g

ちょっとしたおつまみも長生きみそ玉で♪

春巻きの皮で北京ダック風

筋力アップ

材料（2人分）

長生きみそ玉 2個
鶏ささ身肉 4本
春巻きの皮 3枚
長ねぎ 1/3本
きゅうり 1本
砂糖 小さじ2
みりん 小さじ1

作り方

1 鍋に湯を沸かす。ささ身肉は筋を取り除き、沸騰させた湯で30秒くらい茹でる。火を止め、そのまま10～15分放置して火を通し、ほぐす。春巻きの皮は斜め半分に切る。ねぎ、きゅうりは細切りにする。
2 たれを作る。耐熱容器にみそ玉を入れ、電子レンジで20～30秒加熱して溶かす。砂糖、みりんを加え、混ぜ合わせる。
3 器に1、2をそれぞれ盛りつけ、春巻きの皮で包んでいただく。

ポイント

低カロリー＆高たんぱくで、筋力アップには欠かせない鶏ささ身肉。手順1で火が通っていない場合は、熱湯に戻し入れて火を通してください。

筋トレの友をさりげなく
バンバンジー風

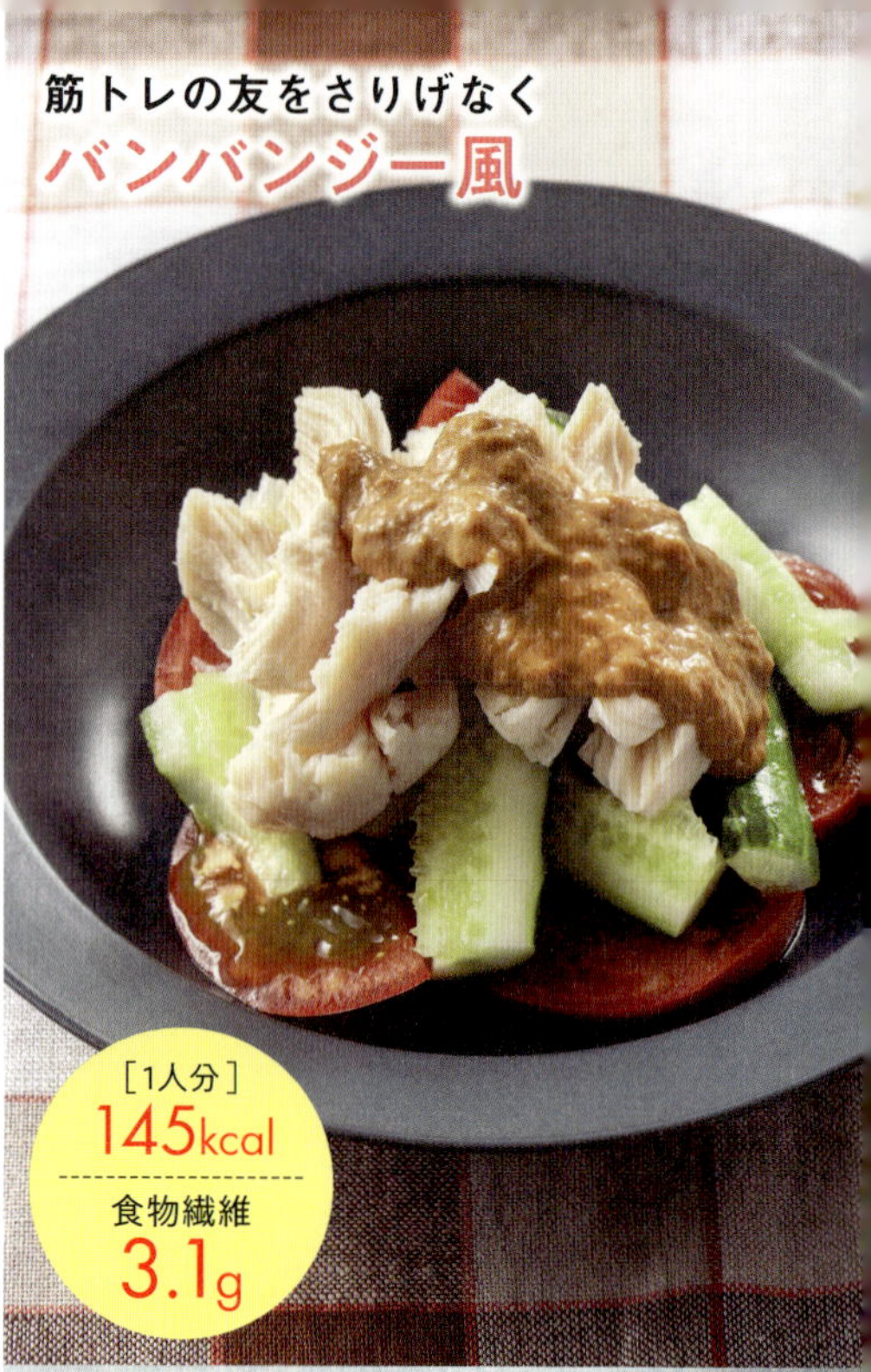

［1人分］
145kcal
食物繊維
3.1g

筋力アップ

材料(2人分)

長生きみそ玉
...... 1個
サラダチキン(プレーン)
...... 1パック(110g)
きゅうり 1本
トマト 1個
長ねぎ 10g
しょうが 1/2かけ
A
白ねりごま 小さじ2
砂糖 小さじ1/2
酢、しょうゆ 各小さじ1

作り方

1 サラダチキンは手で割いてほぐす。きゅうりは全体を叩いてやわらかくし、食べやすい大きさにちぎる。トマトは1cm厚さの半月切りにする。ねぎ、しょうがはみじん切りにする。
2 たれを作る。耐熱容器にみそ玉を入れ、電子レンジで20～30秒加熱して溶かす。ねぎ、しょうが、Aを加え、混ぜ合わせる。
3 器にねぎ、しょうが以外の1を盛り、2をかける。

あと1品は作りおき
電子レンジでピリ辛肉みそ

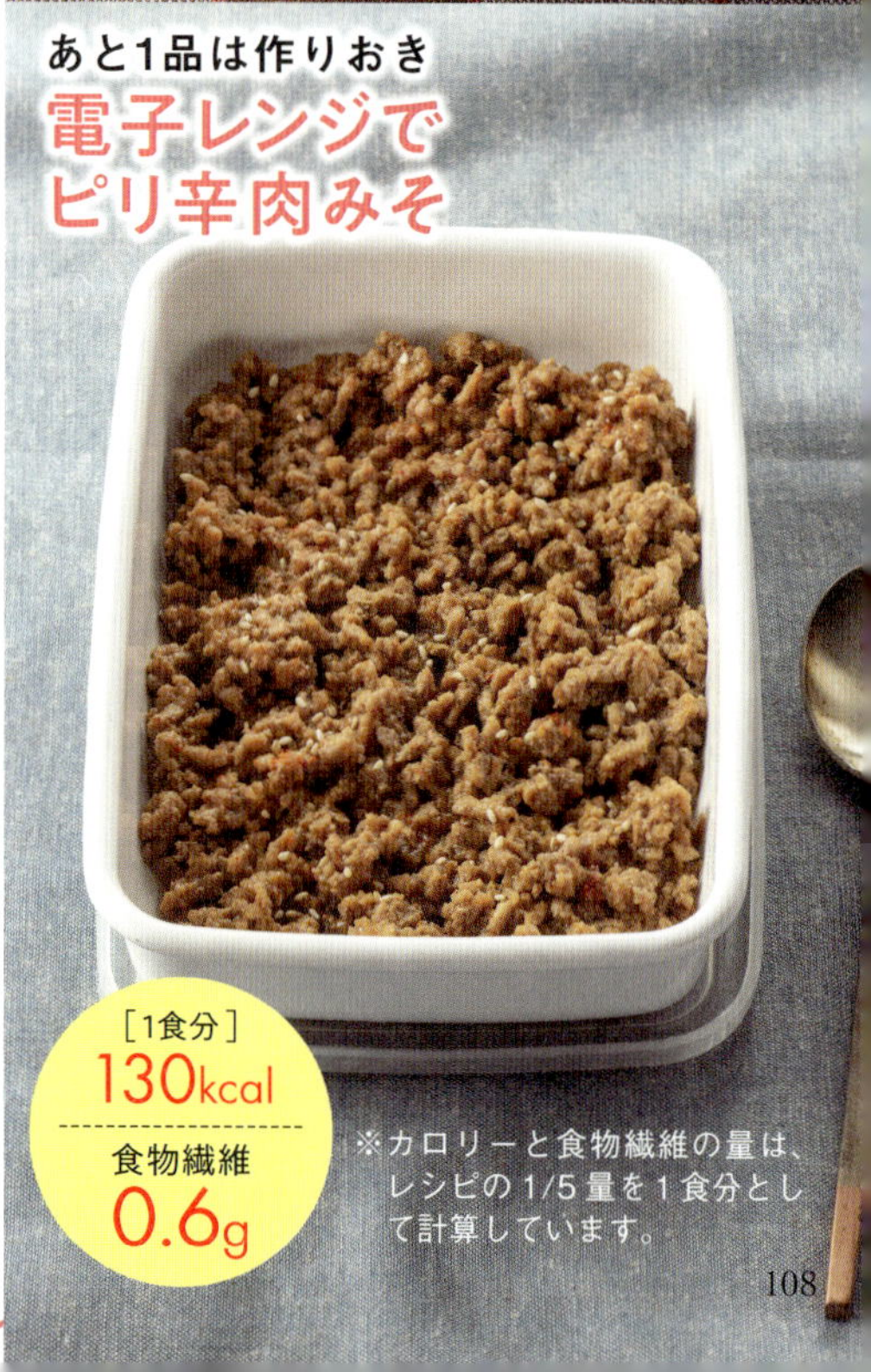

［1食分］
130kcal
食物繊維
0.6g

※カロリーと食物繊維の量は、レシピの1/5量を1食分として計算しています。

ストレス解消

材料(作りやすい分量)

長生きみそ玉 2個
豚ひき肉 200g
ごま ...... 適量
A
砂糖 小さじ1
酒 大さじ1
ごま油 小さじ1
一味唐辛子 ...... 小さじ

作り方

1 大きめの耐熱容器にみそ玉を入れ、電子レンジで20～30秒加熱して溶かす。ひき肉、Aを加え、混ぜ合わせる。
2 ふんわりとラップをかけ、電子レンジで3分加熱する。ラップを外し、ざっくりと全体を混ぜ合わせてひき肉に火が通るまで3分加熱する。
3 ごまを振る。冷蔵庫で3～4日保存可能。

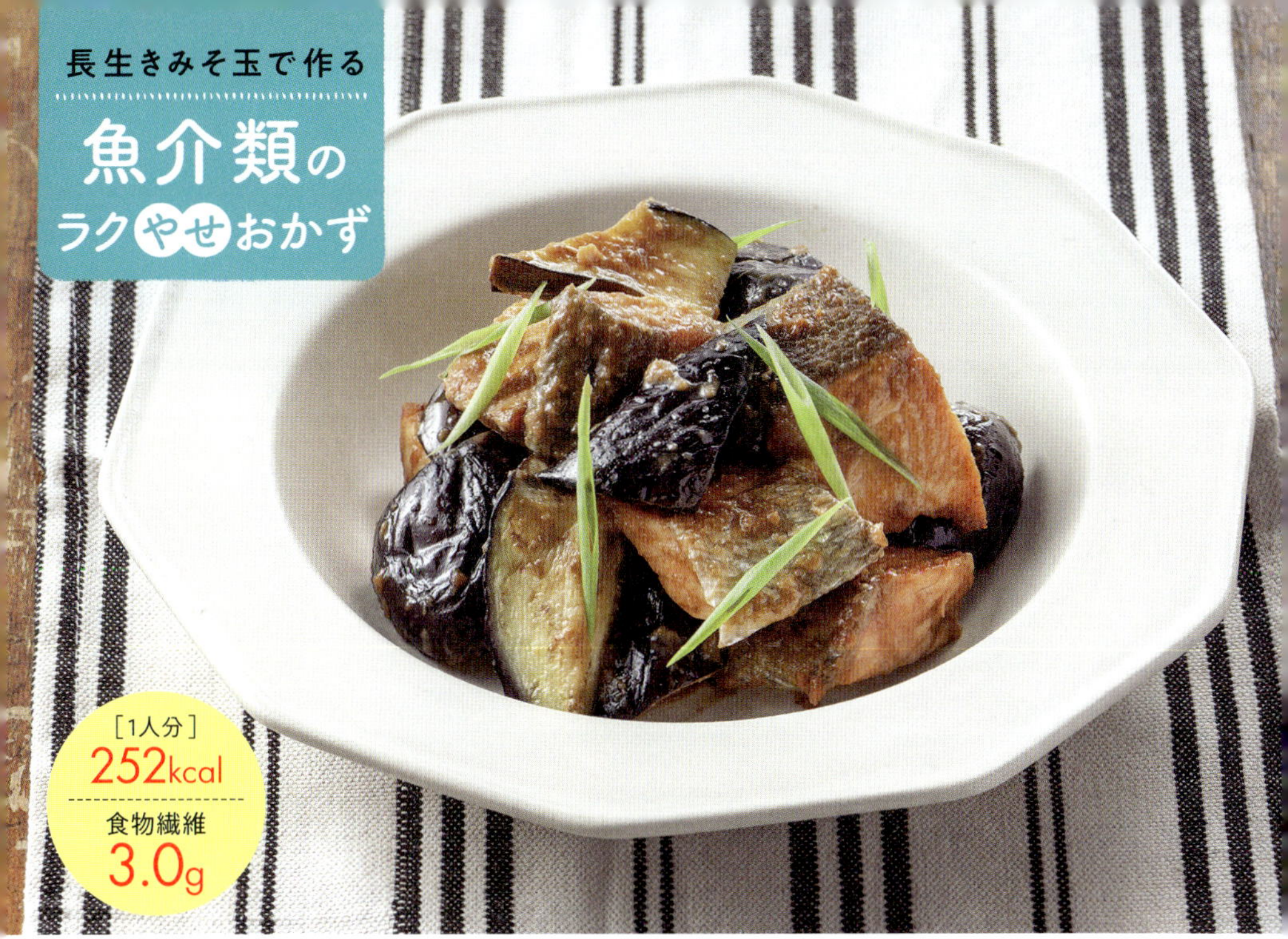

［1人分］
252kcal
食物繊維
3.0g

ご飯をたくさん食べたくなるのを我慢して♪

さけとなすのみそだれ絡め

美肌効果

材 料（2人分）

長生きみそ玉 …… 2個
生ざけの切り身 …… 2切れ
なす …… 2本
ごま油 …… 小さじ2
A おろししょうが …… 小さじ1
A しょうゆ …… 小さじ1/2
A みりん …… 大さじ1
小ねぎの細切り …… 適量

作り方

1 さけ、なすはひと口大に切る。
2 たれを作る。大きめの耐熱容器にみそ玉を入れ、電子レンジで20～30秒加熱して溶かす。Aを加えて混ぜる。
3 フライパンにごま油を入れて熱し、さけ、なすを皮目から入れて焼く。
4 火が通ったものから2に移し入れ、全体にたれを絡ませる。小ねぎを散らす。

ポイント

なすは油で調理するのが◎。抗酸化作用が高く、皮に含まれるポリフェノール、ナスニンが流出しにくくなります。さけは皮も食べましょう。コラーゲンなどのたんぱく質やビタミンB群が含まれています。

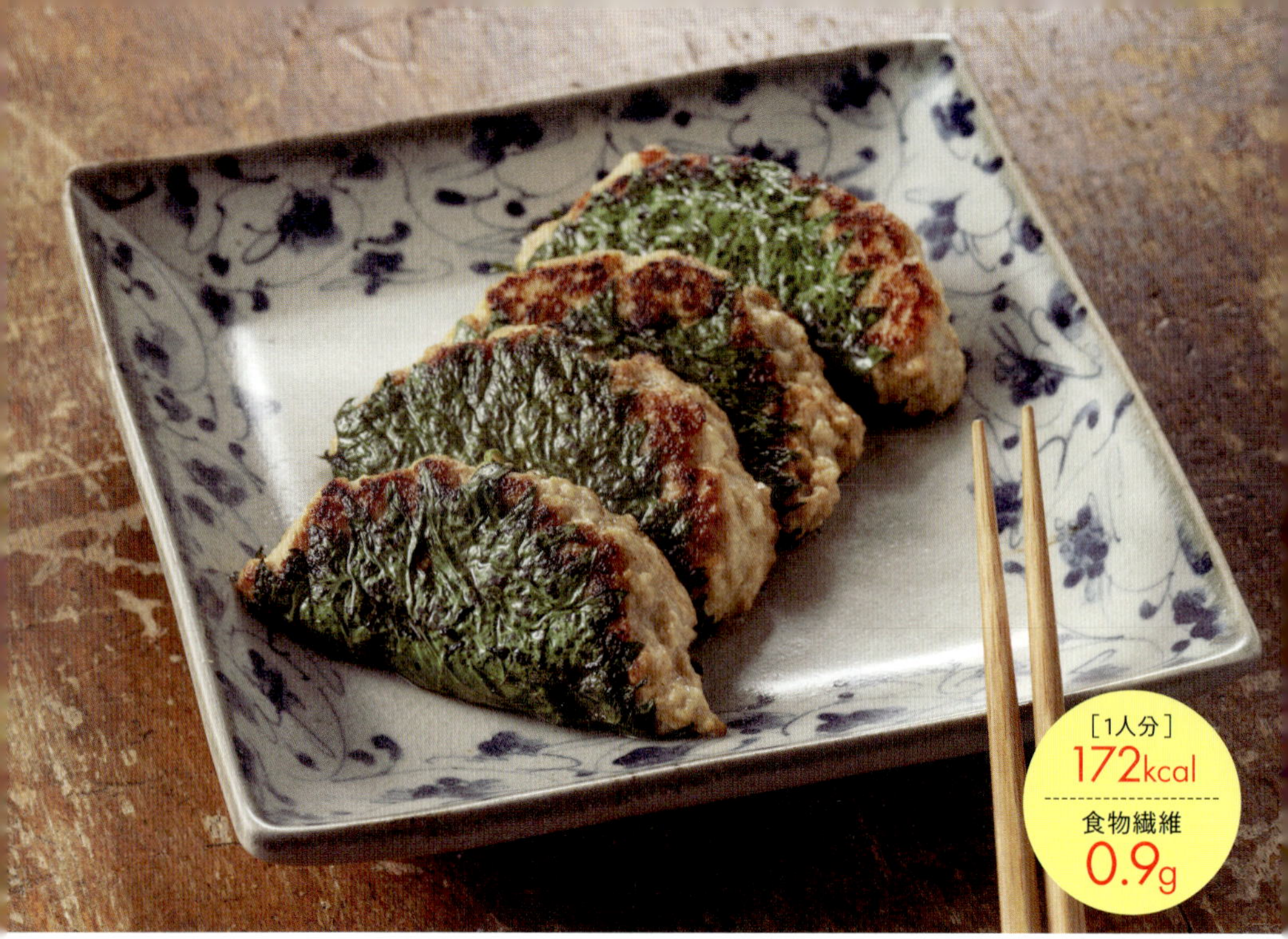

［1人分］
172kcal
食物繊維
0.9g

みんな大好きまぐろのすき身を活用！

まぐろと豆腐のふんわりしその葉焼き

血流アップ

材料（2人分）

長生きみそ玉 …… 1個
木綿豆腐 …… 100g
しその葉 …… 4枚
ごま油 …… 小さじ1
A
- まぐろのすき身 …… 100g
- おろししょうが …… 小さじ1
- 片栗粉 …… 小さじ2

作り方

1 豆腐はクッキングペーパーで包み、電子レンジで3分くらい加熱して水切りをする。
2 ボウルに1、みそ玉を入れ、豆腐を崩しながら混ぜ合わせる。Aを加え、混ぜ合わせる。4等分して成形し、しその葉で包む。
3 フライパンにごま油を熱し、2を入れて両面をこんがりと焼く。好みでしょうゆをつけていただく。

ポイント

低カロリー、高たんぱくのまぐろ。血行をよくして美肌にも効果のあるビタミンEも豊富です。もちろん、青魚なので、脳の機能を高めるDHAや動脈硬化を防ぐEPAも含まれています。

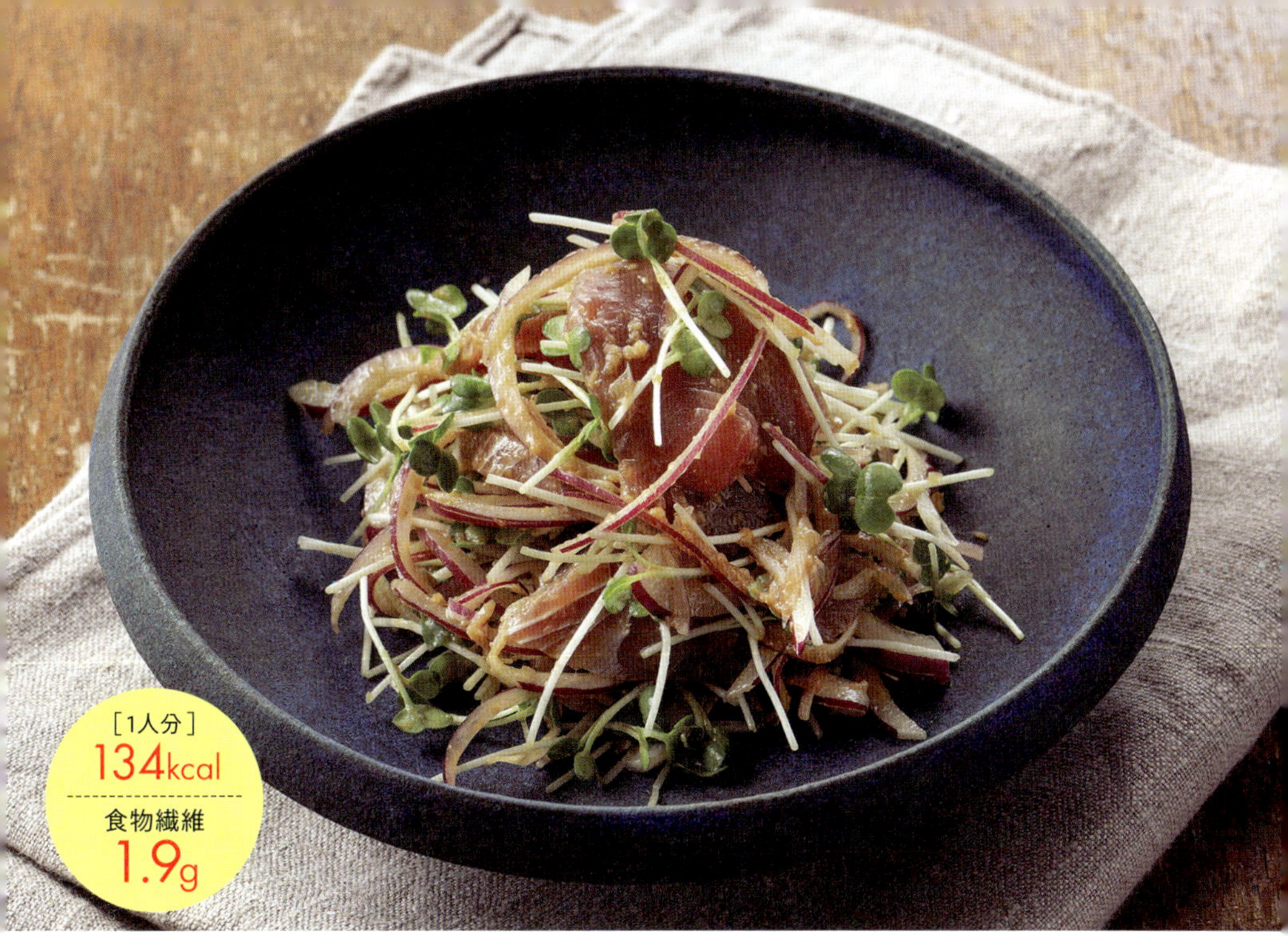

［1人分］
134kcal
食物繊維
1.9g

かつおにはさまざまな栄養が含まれています

かつおの薬味サラダ

血流アップ

材料(2人分)

長生きみそ玉 1個
かつお 150g
紫玉ねぎ 1/2個
かいわれ大根 1パック
A
- おろししょうが 小さじ1
- しょうゆ 小さじ1
- 酢 小さじ1/2

作り方

1. かつおは7㎜厚さに切る。玉ねぎは薄切りにする。かいわれ大根は根を切り落とし、半分の長さに切る。
2. 耐熱容器にみそ玉を入れ、電子レンジで20〜30秒加熱して溶かす。
3. 大きめのボウルに2、A、玉ねぎを入れ、よく混ぜ合わせる。少ししんなりとしてきたらかつお、かいわれ大根を加え、混ぜ合わせる。

ポイント

かつおは青魚特有のDHAのほか、コレステロールを減らすタウリンが豊富です。ビタミンB群やD、カルシウムやカリウム、亜鉛といったミネラル分もバランスよく含まれています。血液サラサラ効果のある玉ねぎといっしょにどうぞ。

タウリンたっぷりのイカした食材

イカとやさいのゆずみそ和え

脂肪燃焼

材料(2人分)

長生きみそ玉 1個
いかそうめん 100g
にら 1/2束
ゆず 1/2個
わかめ(乾燥) 大さじ1

作り方

1 わかめは水で戻して水気をしぼる。にらは4cm長さに切り、耐熱皿にのせてラップをかけ、電子レンジで40秒加熱し、冷水で冷やしてしっかりとしぼる。
2 耐熱容器にみそ玉を入れ、電子レンジで20～30秒加熱して溶かし、ゆずをしぼって入れ、和え衣をつくる。1、いかそうめんを絡ませる。

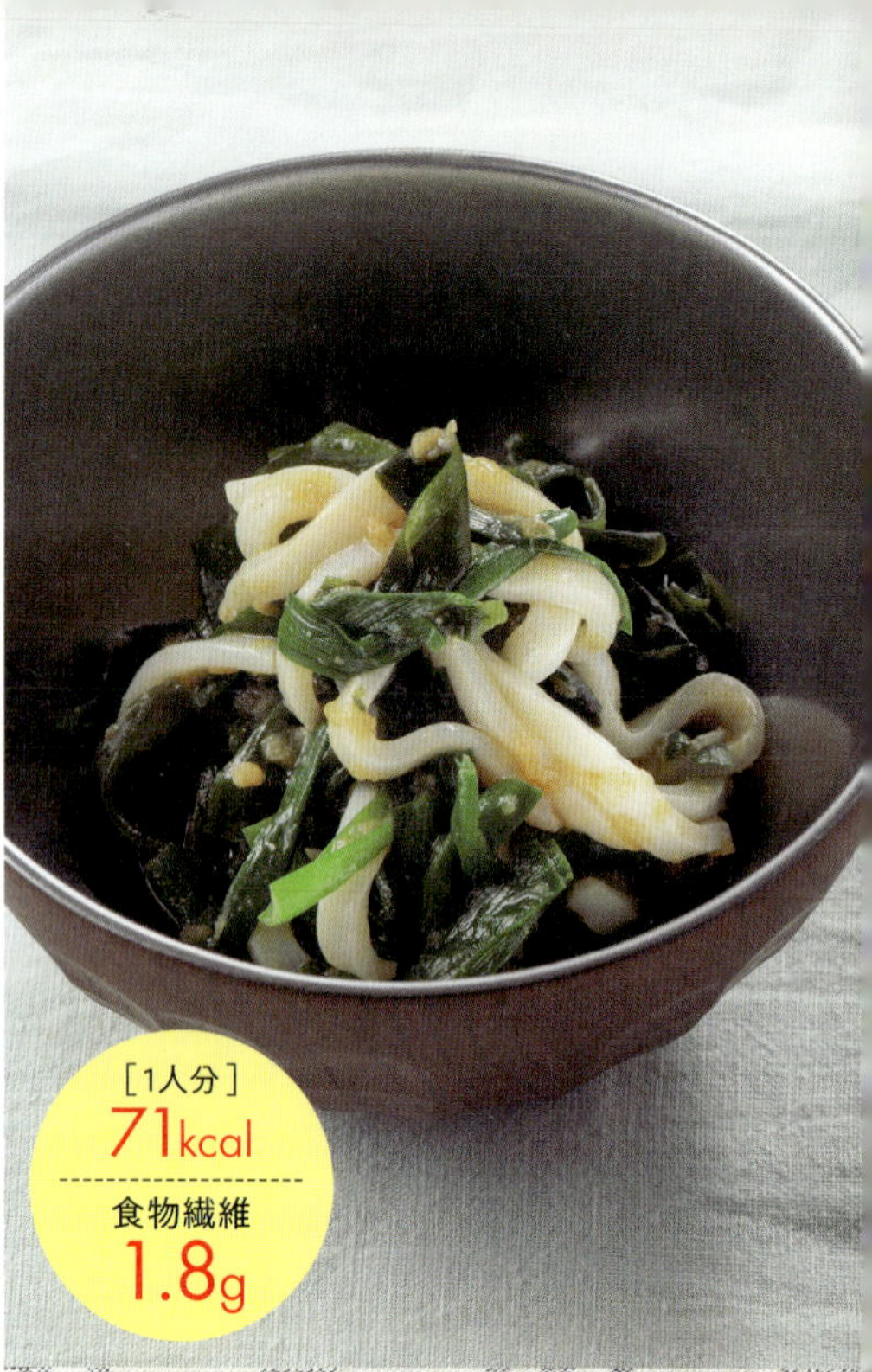

[1人分]
71kcal
食物繊維
1.8g

たこだってタウリンいっぱいです!

たことトマトのバジル和え

疲労回復

材料(2人分)

長生きみそ玉 1個
茹でだこ 150g
ミニトマト 6個
バジル 1枝
塩、こしょう ...... 各少々
オリーブオイル 小さじ1

作り方

1 たこはぶつ切りにする。ミニトマトは半分に切る。バジルはちぎる。
2 耐熱容器にみそ玉を入れ、電子レンジで20～30秒加熱して溶かす。塩、こしょう、オリーブオイル、1を加えて和える。

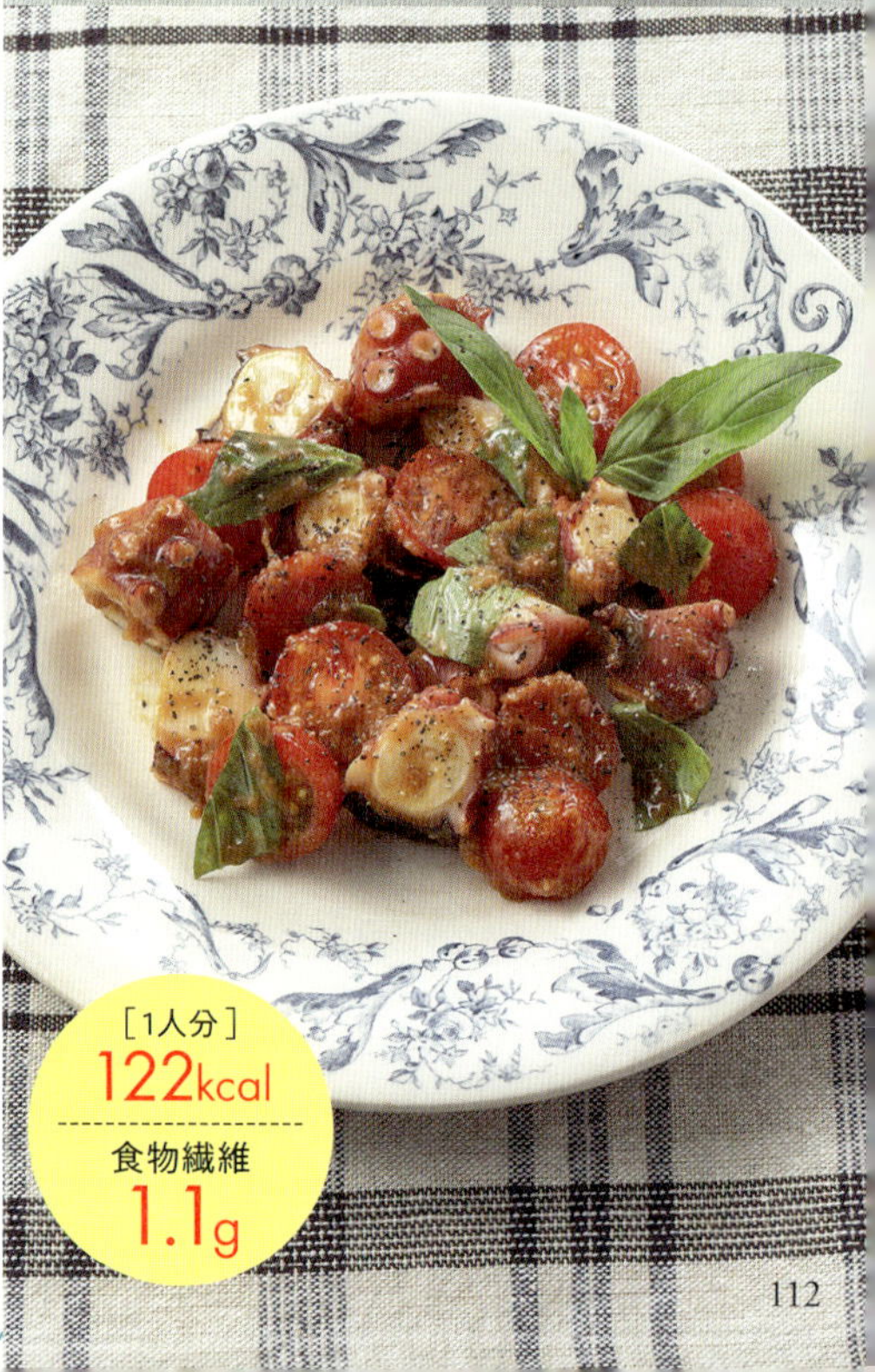

[1人分]
122kcal
食物繊維
1.1g

長生きみそ玉で作る

豆腐・卵のラクやせおかず

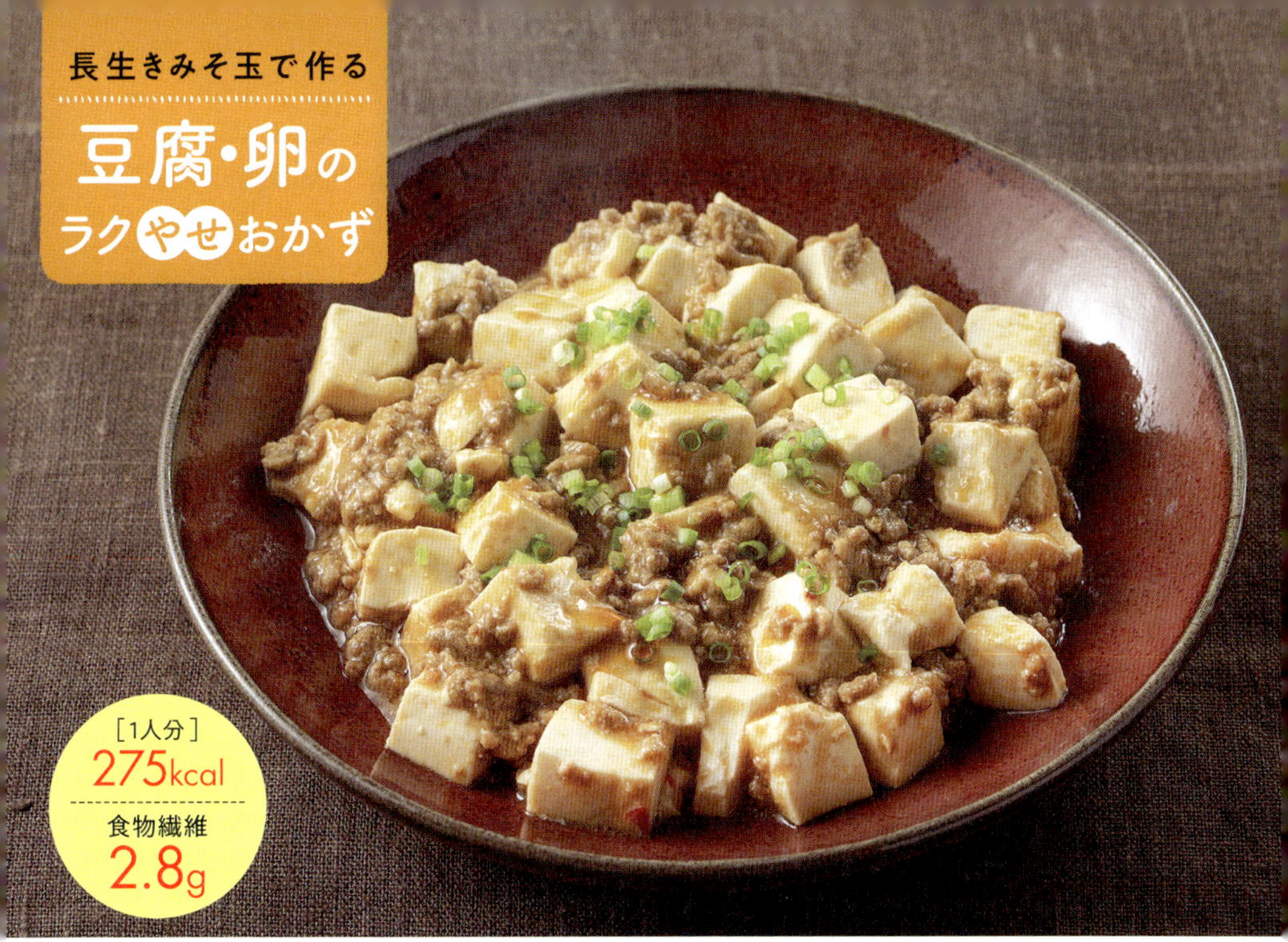

［1人分］
275kcal
食物繊維
2.8g

長生きみそ玉で味つけもラクチン

レンチンマーボー豆腐

疲労回復

材料(2人分)

長生きみそ玉 3個
絹ごし豆腐 300g
長ねぎ 30g
しょうが 1かけ
A
- 豚ひき肉......80g
- しょうゆ......小さじ1
- 酒......大さじ1
- 豆板醤......小さじ1/2

B
- 片栗粉......大さじ1/2
- 水......大さじ1

ごま油 小さじ1/2
ラー油、小ねぎの小口切り ...... 各適量

ポイント

疲労回復効果のあるビタミンB群を含んでいる豚肉と、高たんぱくの豆腐はダイエット向きの食材。定番おかずを電子レンジまかせで作れるようにアレンジしました。

作り方

1 豆腐は1.5cm角に切る。ねぎ、しょうがはみじん切りにする。Bは合わせておく。
2 大きめの耐熱容器にみそ玉を入れ、電子レンジで20～30秒加熱して溶かす。ねぎ、しょうが、Aを加え、混ぜ合わせる。ふんわりとラップをかけ、電子レンジで2分加熱する。
3 2に豆腐を加え、全体をざっくりと混ぜ合わせる。ラップをかけずに電子レンジで2分加熱する。
4 1のBを回し入れながら全体をざっくりと混ぜ合わせ、電子レンジで1分加熱してごま油を回し入れる。ラー油、小ねぎを散らす。

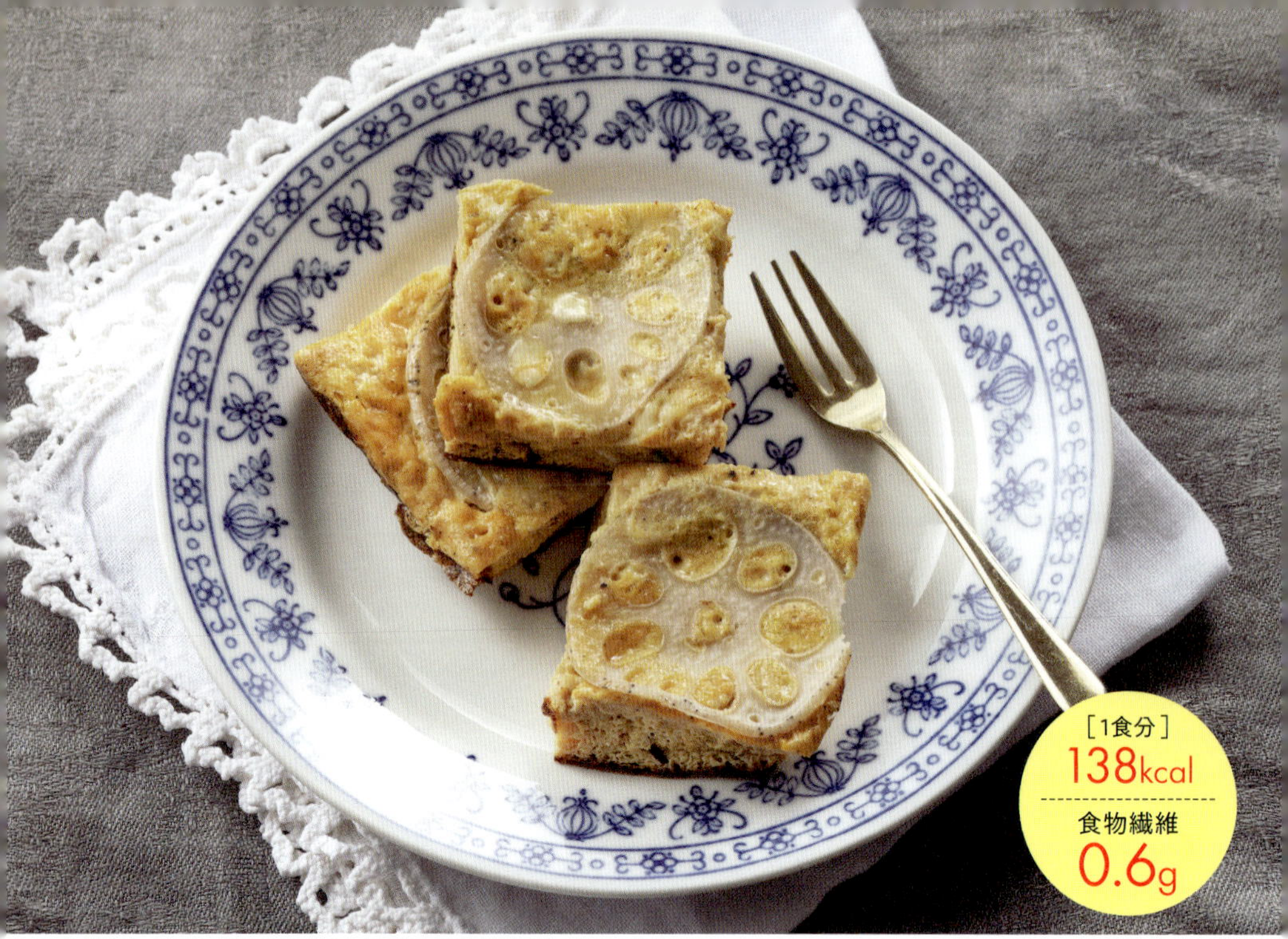

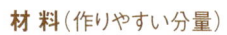

おしゃれに手軽につまめる一品

みそれんこんキッシュ

免疫力アップ

材 料（作りやすい分量）

長生きみそ玉 1個
卵 4個
れんこん 50g
オリーブオイル 小さじ2
A 粉チーズ 大さじ2
A 酒、水 各大さじ1

ポイント

れんこんはでんぷん質も含みますが、そのでんぷんがビタミンCを守るので、熱を通してもビタミンCが失われにくいです。たんぱく質抜群の卵といっしょにどうぞ。

※カロリーと食物繊維の量は、レシピの1/4量を1食分として計算しています。

作り方

1 アルミホイルを丸め、れんこんの皮をこすり洗いして薄切りにし、水洗いする。耐熱皿に入れ、ラップをかけて電子レンジで30秒加熱する。
2 大きめの耐熱容器にみそ玉を入れ、電子レンジで20〜30秒加熱して溶かす。卵を割り入れ、しっかりと溶きほぐす。Aを加え、混ぜ合わせる。
3 卵焼き器にオリーブオイルを入れて熱し、2を一気に流し入れて大きく混ぜる。ふちが固まってきたら1を上に並べ、アルミホイルで蓋をする。弱火にし、15分くらい蒸し焼きにする。
4 全体が固まってきたら火を止め、そのまま5〜10分放置して余熱で火を通す。好みの形に切りわける。

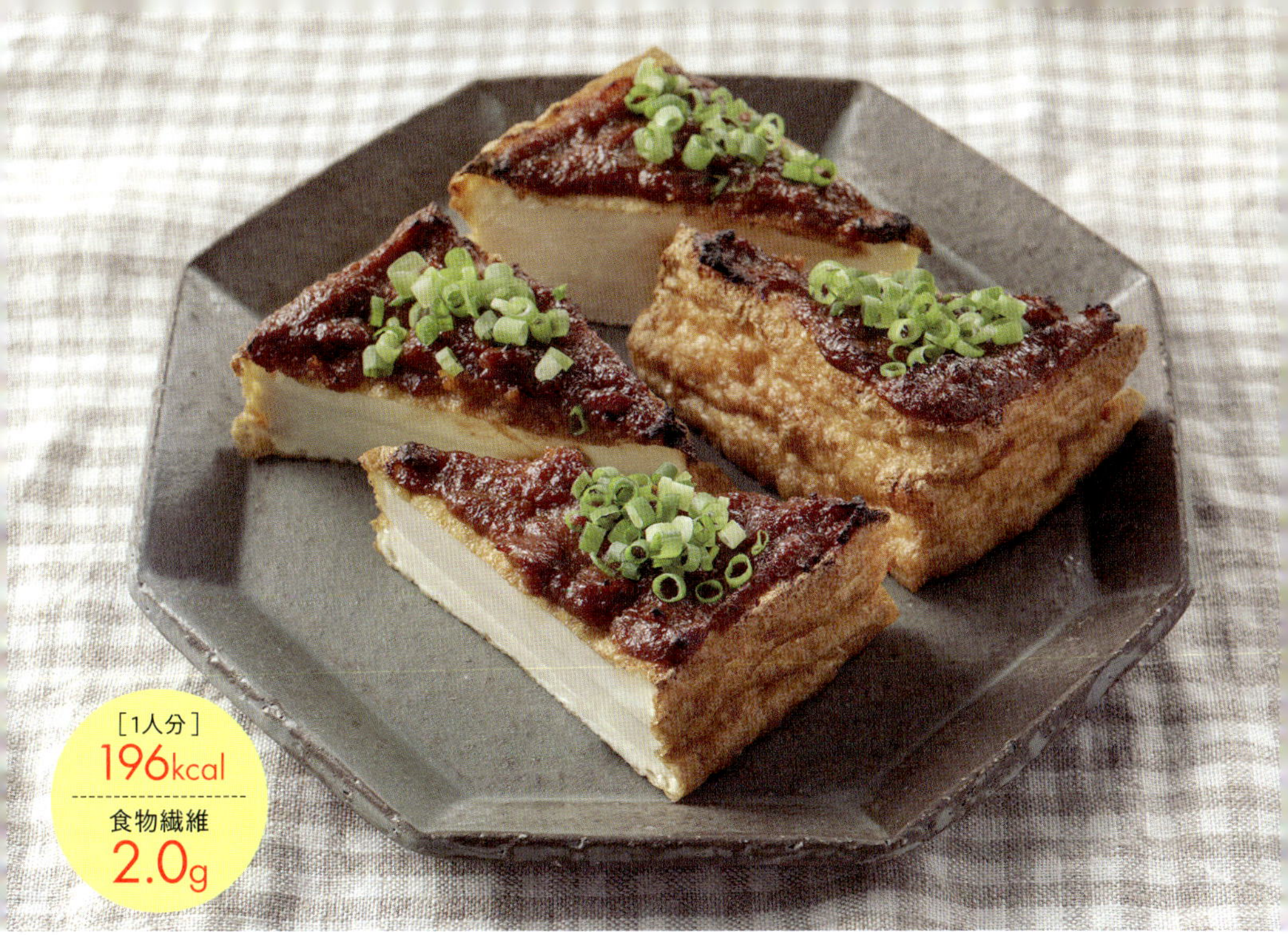

［1人分］
196kcal
食物繊維
2.0g

普通の豆腐に飽きたらこちらをどうぞ

厚揚げのみそしょうが焼き

筋力アップ

材 料（2人分）

長生きみそ玉 …… 2個
厚揚げ …… 2枚（200g）
おろししょうが …… 小さじ1
小ねぎの小口切り …… 2本分
砂糖 …… 小さじ1/2

作り方

1 耐熱容器にみそ玉を入れ、電子レンジで20～30秒加熱して溶かす。砂糖、おろししょうがを加え、よく混ぜ合わせる。厚揚げは大きめに切る
2 天板にアルミホイルを敷き、厚揚げを並べる。厚揚げの上にみそだれを塗る。
3 トースターでみそに焦げ目をつけるように10分くらい焼く。小ねぎをのせる。

ポイント

大豆の力を閉じ込めた豆腐。料理のバリエーションに行き詰まったら、厚揚げを使ったこちらはいかが？　トースターの代わりに魚焼きグリルで焼いてもOKです。

シンプルな一品で快適お通じを♪

里いもとこんにゃくのお手軽田楽

便秘解消

材料（2人分）

長生きみそ玉 2個
里いも（水煮）…4個
こんにゃく…1枚
砂糖、みりん…各小さじ1
一味唐辛子…小さじ1/2

作り方

1 鍋に湯を沸かす。こんにゃくをひと口大の三角形になるように切り、2～3分茹でてアクを取る。
2 小鍋に湯を沸かす。竹串にこんにゃく、里いもを刺し、1～2分煮て温める。
3 たれを作る。耐熱容器にみそ玉を入れ、電子レンジで20～30秒加熱して溶かす。砂糖、みりん、一味唐辛子を加え、混ぜ合わせる。

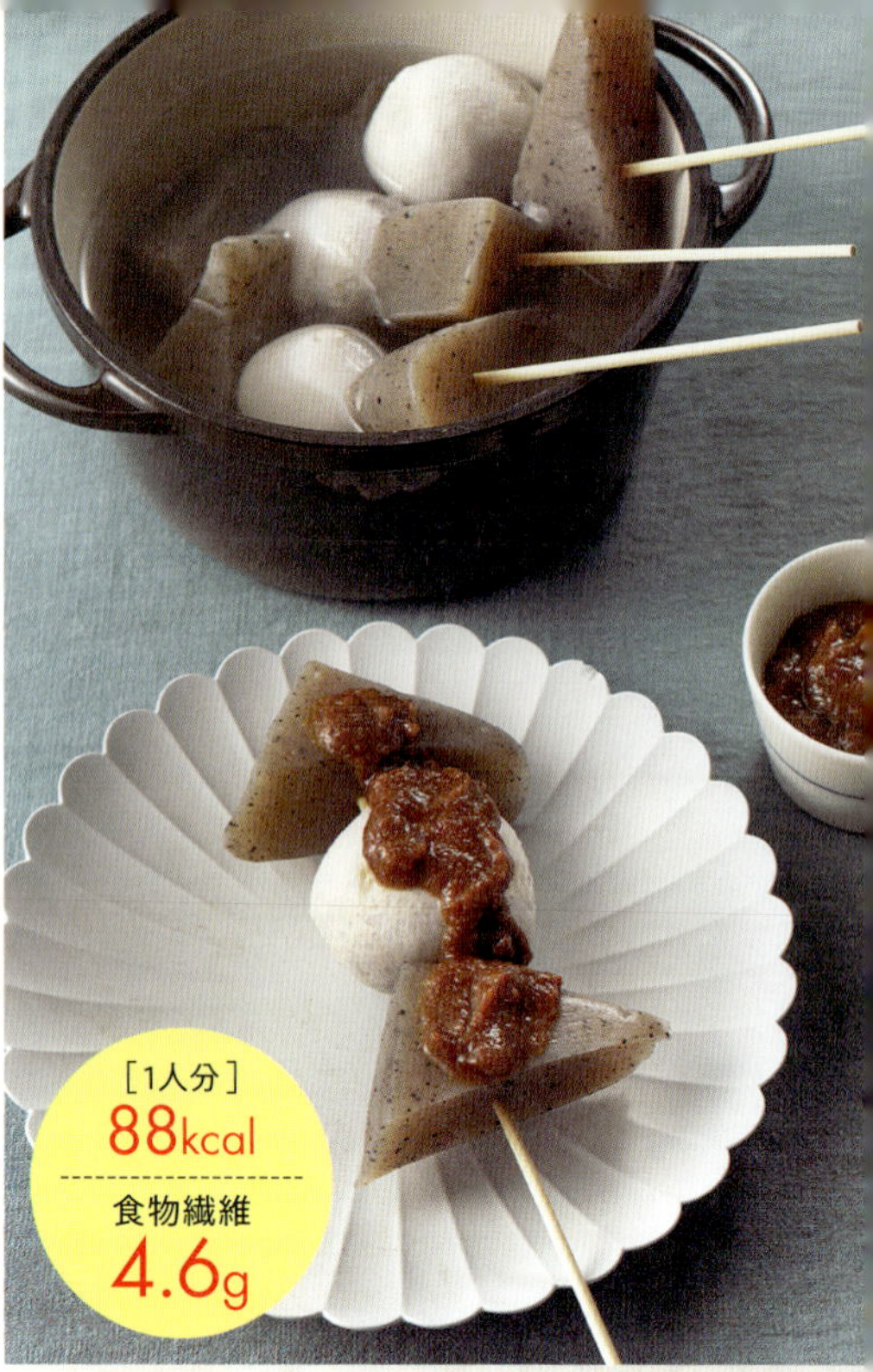

［1人分］
88kcal
食物繊維
4.6g

食物繊維が豊富な食材2つで
作りおきおかず

切り干し大根の松前風

血流アップ

材料（作りやすい分量）

いかそうめん 10g
糸昆布 3g
にんじん 1/3本
しょうが 1かけ
A
長生きみそ玉 2個
切り干し大根 30g
輪切り唐辛子 ...... 適量
りんご酢 小さじ2
水 1/2カップ

作り方

1 いかそうめん、糸昆布はキッチンばさみで3～4cm長さに切る。にんじんは太めのせん切りにする。しょうがはせん切りにする。
2 耐熱容器に1、Aを入れ、ラップをかけて電子レンジで2分加熱する。一度取り出し、全体をざっくりと混ぜる。
3 ラップをかけ、電子レンジで2分加熱する。ざっくりと混ぜ、粗熱が取れるまで置く。冷蔵庫で5～6日保存可能。

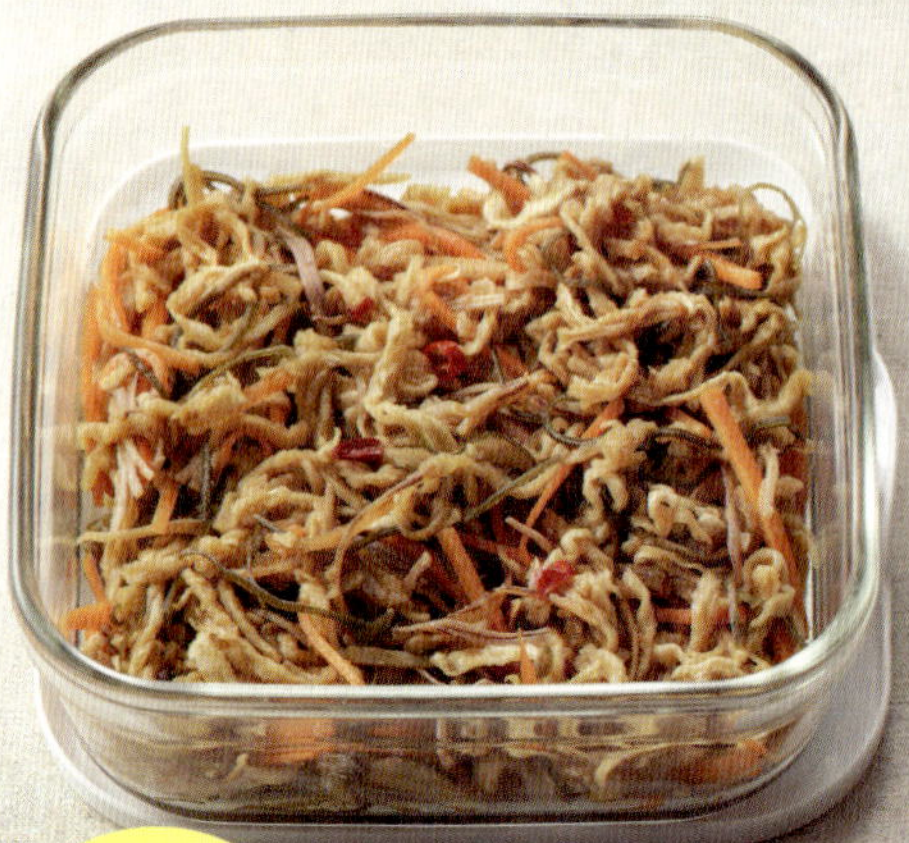

［1食分］
39kcal
食物繊維
1.9g

※カロリーと食物繊維の量は、レシピの1/6量を1食分として計算しています。

第6章

＼自律神経のバランスを整える／

“ラクやせ”運動習慣

ラクやせ効果を高めるには、
自律神経のバランスを整える
運動習慣も生活に取り込もう！

自律神経を整える運動で〝ラクやせ〟効果を倍増しよう

この章で紹介する運動はふたつのポイントを押さえたものです。

ひとつめのポイントは自律神経のバランスを整えること。自律神経は脈拍や血流、腸の動きなど、人間が生きていく上で欠かせない身体機能を、無意識のうちに調節しています。そして、自律神経には、交感神経と副交感神経があり、両者の働きがバランスを崩《くず》すと、血流は滞《とどこお》り、腸の動きが鈍《にぶ》くなってやせにくい体になります。「ラクやせみそ汁」そのものが自律神経に働きかけますが、運動を並行することで効果もアップします。

もうひとつのポイントは毎日続けられること。自律神経を整える行動原理のひとつに、「習慣にする」ということがあります。一時的に偏《かたよ》った取り組みをするのではなく、簡単でも少しずつでもいいから続け、自分の生活のリズムを作るのです。そのため、ハードルが低い運動ばかりです。軽い気持ちではじめてください。

腸の動きを改善する
「ラクやせストレッチ」❶

人間の腸には、どうしても便がたまりやすい部分があり、そこを手で圧迫して刺激を与えて腸の動きを活発化させる運動です。腸の動きを改善すれば、「ラクやせみそ汁」の栄養を十分に体内に取り込み、体のすみずみまで行きわたらせることができます。また、副交感神経の働きを上げることにもなります。現代人はストレスの多い生活で交感神経が活発化しがちですから、自律神経のバランスを整えるためには、欠かせない運動のひとつです。

上体ツイストストレッチ

❶片手でろっ骨のすぐ下を、もう片方の手で腰骨のすぐ上をつかみます。それぞれ、その位置が便がたまりやすいところです。力を入れてしっかりとつかみましょう。

❷両手でつかんだまま、肛門をキュッとしめて、骨盤を回します。左右に８回ずつ。次に手の位置を入れ替え、同様に８回ずつ回しましょう。

●朝起きた後
●夜寝る前
に8回ずつ

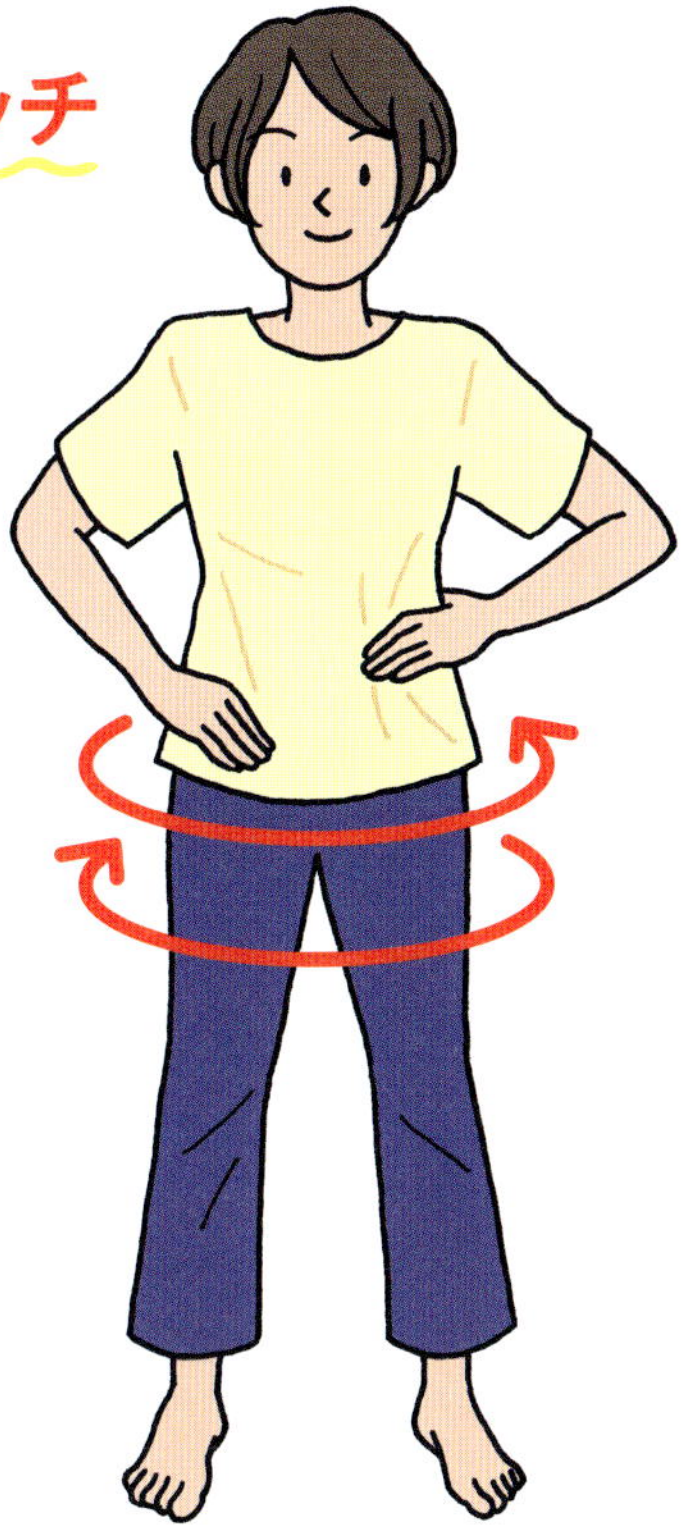

腸の動きを改善する「ラクやせストレッチ」2

このストレッチは上半身を左右に倒します。腸への刺激も期待できますが、血流をよくする効果も高いです。コツは脇腹から腰にかけての筋肉が伸びていることを意識すること。そして、ストレッチ中は息を止めないことです。

血液は細胞に酸素や栄養を届けています。血流が滞った体では、それが正常に行われなくなり、みるみるうちに不調になるのは当然のことです。「健康的にやせる」以前の問題です。ストレッチで体をリセットするべきです。

逆に血流がよくなると、体が温まることを感じられると思います。一日のうち、朝や夜に行うのが基本ですが、何度ストレッチをしても体に悪いことはありません。立ちっぱなし、座りっぱなしと、同じ姿勢を取り続ける仕事の合間に、このストレッチで血流をよくしましょう。人間の体内で血流をつかさどっているのも自律神経。血流をよくすれば、自律神経のバランスを整えることにもつながります。

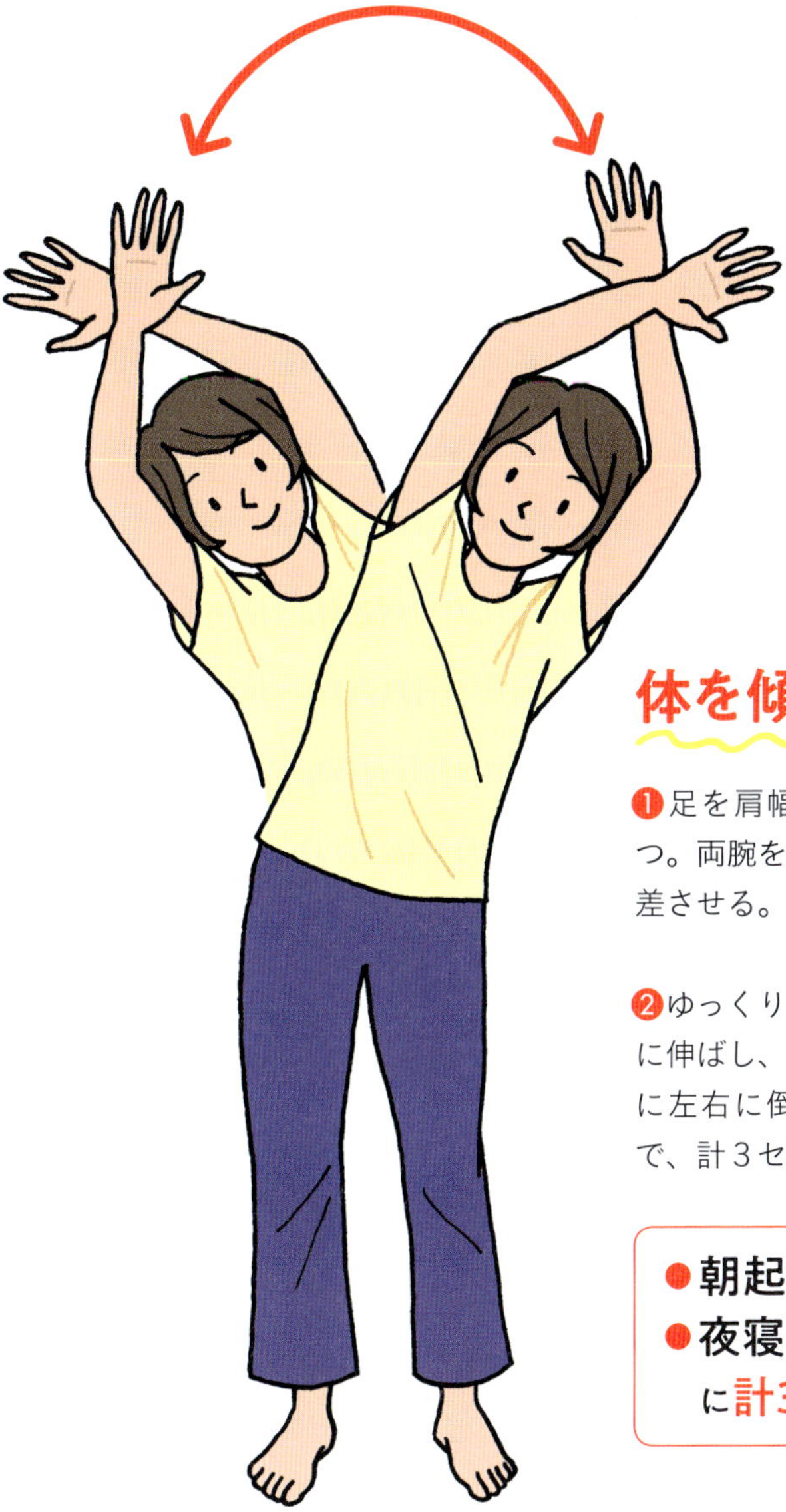

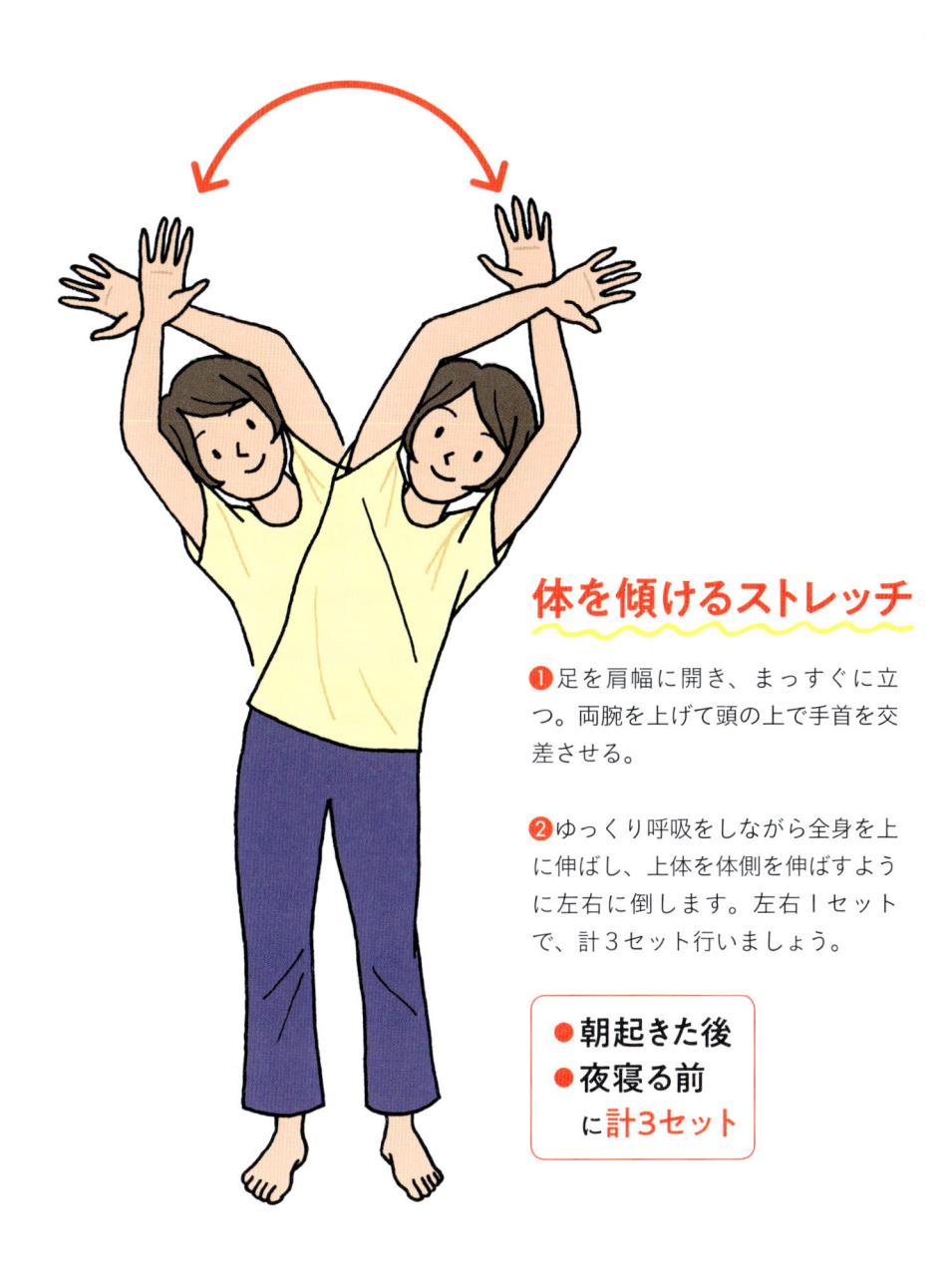

体を傾けるストレッチ

❶足を肩幅に開き、まっすぐに立つ。両腕を上げて頭の上で手首を交差させる。

❷ゆっくり呼吸をしながら全身を上に伸ばし、上体を体側を伸ばすように左右に倒します。左右１セットで、計３セット行いましょう。

●朝起きた後
●夜寝る前
に計3セット

ラクやせスクワット

数ある体の部位のうち、太ももは大きな筋肉があるところとして知られています。体脂肪を燃焼させる筋肉を増やすため、太もものトレーニングをすすめられることもよくありますね。その代表的なものがひざを屈伸させるスクワットです。血流もよくなるので、自律神経を整える効果もあります。しかし、スクワットはとても負荷が高い運動で、正しく行うのは意外と大変。そこで、とっかかりとしておすすめなのが、壁に寄り掛かりながら行うスクワットです。

壁に寄り掛かることで負荷を軽くし、初心者でも行える回数が増えます。また、軽いスクワットは「幸せホルモン」と呼ばれる脳内物質、セロトニンを出すことができるのです。セロトニンは気持ちを落ち着かせる効果があるので、ダイエット中にお腹が減ってしまった場合も、このスクワットをして気持ちをそらせることで、イライラを解消できます。スクワットは体にも心にもよい運動なのです。

寄り掛かりスクワット

❶両足を肩幅に開く。両手を胸の前でクロスして、壁や柱に寄り掛かる。

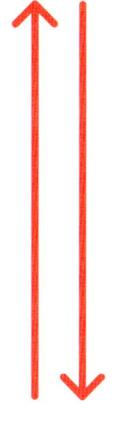

❷壁に背筋をぴったりとつけて伸ばし、息を吐きながらゆっくりと腰を下ろす。

❸ひざは90°まで曲げず、逆にゆっくりひざを伸ばしていく。

● **朝起きた後**
● **夜寝る前**
に10回

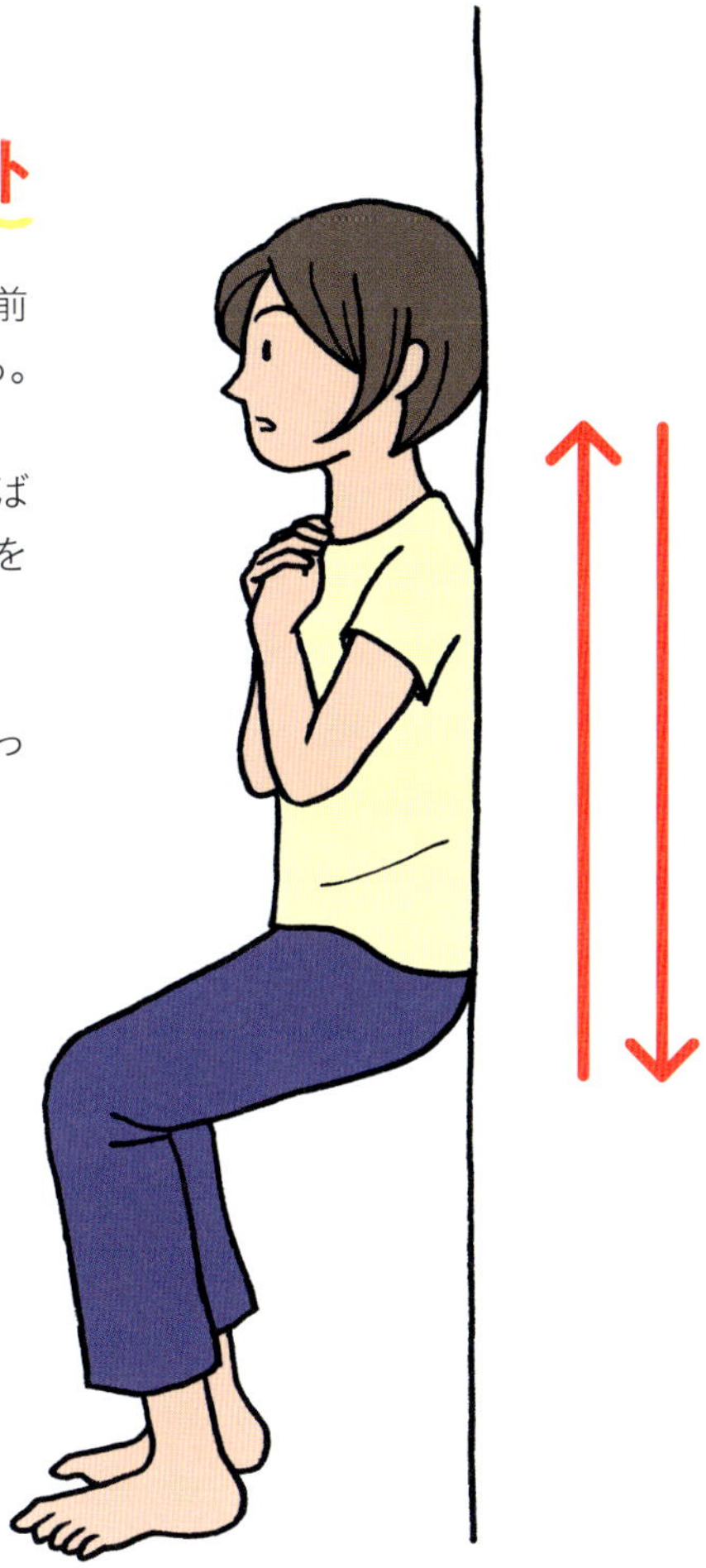

おわりに

みなさんは「時計遺伝子」という言葉をご存じでしょうか。

２０１７年に、この体内時計をコントロールする遺伝子の発見と、メカニズムを解明した研究者に、ノーベル生理学・医学賞が与えられ話題になりました。

人は体温や血圧、ホルモン分泌《ぶんぴつ》などを一日約24時間周期で行います。

〝約〟と前置きをしたのには理由があります。実は体内時計は１日24・５時間周期で動いているため、このズレを毎日リセットする必要があるのです。

体内時計をリセットしないとどうなるのか。少しずつ時計の針が狂い、睡眠障害、うつ病、糖尿病、がん、そして肥満の発症につながることがわかってきました。

肝心のリセット方法は、光の刺激と「食事」です。

体内時計は大きく分けて「主時計」と「副時計」のふたつがあります。

主時計は脳を動かす働きがあり、朝目覚めたら、日の光を浴びることで、脳が刺激され時計の針が進みはじめます。

副時計は、「３食食べる」が呼び水となり、臓器などを動かしてくれます。

その３食に、ぜひ「ラクやせみそ汁」を組み込んであげてください。

やせるだけなら、食事を抜くなどの方法で、体重を落とすことは可能でしょう。

ですが、医師として〝病的なやせ方〟は、決してすすめられません。

「ラクやせみそ汁」は、やせて、しかも健康になる、をテーマに考案しました。

ただ３食食べるのではなく、「ラクやせみそ汁」を組み込むことで、体内時計のリセットだけではない、プラスの効果を引き出してくれるはずです。

なぜなら食卓に「ラクやせみそ汁」を組み込んだ私が、毎日１００人の方を診察でき、診察の合間を縫《ぬ》って〝健康生活の普及〟のためにしている講演も数多く、また、各種学会にも参加。それにも関わらず増えた体重がストンと落ち、しかも元気いっぱい。考案した私自身が、「ラクやせみそ汁」の効果を日々実感しています。

ぜひこの本をきっかけに、あなたにとって最高の体調と理想の体重を、手に入れていただけたら幸いです。

小林弘幸

医者が考案した「ラクやせみそ汁」

発行日　2019年12月21日　第1刷
発行日　2020年 4 月 7 日　第4刷

著者　小林弘幸

本書プロジェクトチーム

編集統括	柿内尚文
編集担当	大住兼正
デザイン	河南祐介、五味聡、塚本望来、藤田真央（FANTAGRAPH）
編集協力	平山純、岡田大
料理制作	田村つぼみ
写真	長尾浩之
イラスト	石玉サコ
校正	東京出版サービスセンター
DTP	G-clef
協力	マルコメ株式会社
営業統括	丸山敏生
営業推進	増尾友裕、綱脇愛、渋谷香、大原桂子、桐山敦子、矢部愛、寺内未来子
販売促進	池田孝一郎、石井耕平、熊切絵理、菊山清佳、櫻井恵子、吉村寿美子、矢橋寛子、遠藤真知子、森田真紀、大村かおり、高垣真美、高垣知子、柏原由美
プロモーション	山田美恵、林屋成一郎
講演・マネジメント事業	斎藤和佳、高間裕子、志水公美
編集	小林英史、舘瑞恵、栗田亘、村上芳子、菊地貴広、千田真由、生越こずえ、名児耶美咲
メディア開発	池田剛、中山景、中村悟志、長野太介
マネジメント	坂下毅
発行人	高橋克佳

発行所　株式会社アスコム

〒105-0003
東京都港区西新橋2-23-1　3東洋海事ビル
編集部　TEL：03-5425-6627
営業部　TEL：03-5425-6626　FAX：03-5425-6770

印刷・製本　株式会社光邦

Printed in Japan ISBN 978-4-7762-1053-5